JN298044

歯科医療倫理Q&A

Dental Ethics Q&A

大井賢一 　　　　木阪昌知
OI Kenichi 　　　　*KISAKA Masatomo*

太陽出版

はしがき

「患者」とは「心を串刺しにされた者」と書きます．歯科医師は，ただ歯を抜くだけでなく，患者の心の串を抜いてこそ，真の歯科医師と呼べるのではないでしょうか．

今日の医学・医療のめざましい進歩が，一方で医の倫理や生命の尊厳の問題を投げかけ，人権意識の高まりに伴うインフォームド・コンセントの重要性が指摘されています．21世紀の医療を担う歯科医師に求められる資質としては，医学・医療に関する専門的知識・技術だけでなく，生命の尊厳や個の尊重，医の倫理に関する深い認識を持っていることが不可欠です．

本書は，歯科医療において，誰もが思い当たる小さな疑問から特殊な倫理問題までをＱ＆Ａ形式でまとめたものです．そして，そのような倫理問題に直面したとき，歯科医師は倫理的にどう対処すべきか，将来倫理的に問題となりうることはどういうものか，という点にできる限り配慮し，簡潔な指針を示すよう心がけました．

・最初からページを追って読み，歯科医療をめぐる倫理問題の現状を知る．
・目次から，あなたが思い当たる悩みの項目を探して読む．
・索引から，気になる言葉・項目を引いて読む．

このように，あなたが知りたい歯科医療をめぐる倫理問題を目次から探すことも，キーワードをもとに巻末の索引から探すこともできる構成になっています．

なお，出版の機会を与えて下さった太陽出版に心より感謝申し上げます．

2000年4月

大井賢一

目　次

はしがき

略語例など

第1章　倫理，医の倫理

- Q 1　医師(医師・歯科医師)として守るべき倫理規範はあるか？……………………………………………………14
- Q 2　「ジュネーブ宣言」とは？ ………………………16
- Q 3　ヒトを被験者にする場合のガイドラインはあるか？………………………………………………18
- Q 4　患者の権利を明記している宣言はあるか？…………20

第2章　歯科医師の権利・義務

- Q 5　歯科医師の義務とは？………………………24
- Q 6　診療を拒否できるか？………………………26
- Q 7　治療費を支払えない患者の診療を拒んでもいいか？………………………………………………28
- Q 8　エイズの疑いがある患者の診療を拒めるか？………30
- Q 9　説明義務はあるか？…………………………32
- Q10　患者が治療の途中で来院しなくなったら？…………34
- Q11　カルテ(診療録)はいつ書けばいいか？……………36
- Q12　カルテや処方せんは歯科医師が記載しなければならないか？…………………………………………38
- Q13　カルテはどのくらい保存しておけばよいのか？……40
- Q14　患者からカルテ，エックス線写真の開示請求があったら？………………………………………………42

Q15	患者が電話で「痛み止めが欲しい」と言ってきたら？	44
Q16	処方せんは交付しなくてはならないか？	46
Q17	患者の上司から病状について問い合わせがあったら？	48
Q18	勤務医がミスを犯した場合の責任は？	50
Q19	歯科衛生士に印象を採らせてもよいか？	52
Q20	歯科衛生士にエックス線写真撮影を行わせてもよいか？	54
Q21	歯科技工士に鋳造冠の装着をさせてもよいか？	56
Q22	歯科衛生士に問診を行わせてもよいか？	58
Q23	他の医師の治療内容について非難や批判をしてもいいか？	60
Q24	他の医師の不正を公表したら？	62
Q25	災害が起きた時には？	64
Q26	医師は患者からの贈り物を受け取ってもいいか？	66
Q27	歯科医師に権利はあるか？	68
Q28	歯科医業は，いつから始められるか？	70
Q29	どこでも希望する場所で開業できるか？	72
Q30	歯科医師でない者でも病院や診療所を開業できるか？	74
Q31	歯科医院の広告はしてもいいか？	76
Q32	裁量権はあるか？	78

第3章　患者の権利・義務

- Q33　患者に権利はあるか？……………………………82
- Q34　自己決定権とはどのような権利か？……………84
- Q35　自己決定とは？……………………………………86
- Q36　自己決定能力とは何か？…………………………88
- Q37　どんなことでも自己決定できるか？……………90
- Q38　自己決定権を保障するためには何を
  　　　するべきか？……………………………………92
- Q39　患者に義務はあるか？……………………………94
- Q40　患者が必要な情報を提供しなかったら？………96
- Q41　患者が指示に従わず症状が悪化したら？………98

第4章　歯科医師－患者関係

- Q42　インフォームド・コンセントとは？……………102
- Q43　何を説明したらいいか？…………………………104
- Q44　どこまで説明すればいいか？……………………106
- Q45　説明は医師がしなければならないか？…………108
- Q46　説明は口頭でもいいか？…………………………110
- Q47　説明しなかったらどうなるか？…………………112
- Q48　説明が不十分だったら？…………………………114
- Q49　特定の治療方法に偏った説明をしたら？………116
- Q50　虚偽の説明をしたら？……………………………118
- Q51　説明しなくていい場合はあるか？………………120
- Q52　患者に「知っているから説明はいらない」と
  　　　言われたら？…………………………………122
- Q53　患者が「説明を聞きたくない」と言ったら？……124

Q54	患者に「お任せします」と言われたら？	……126
Q55	説明することが患者に悪影響を及ぼすと思われる場合は？	……128
Q56	患者が理解したかどうかを確認するには？	……130
Q57	説明しても患者が理解できない場合は？	……132
Q58	説明してもわからない人の場合は？	……134
Q59	未成年患者への説明は必要か？	……136
Q60	痴呆症患者への説明は必要か？	……138
Q61	同意がなかったら？	……140
Q62	同意は誰から得ればいいか？	……142
Q63	同意が無効になる場合とは？	……144
Q64	未成年者であっても同意は必要か？	……146
Q65	同意の確認は？	……148
Q66	同意が必要ない場合とは？	……150
Q67	患者が医師のすすめる治療方法を拒否したら？	……152
Q68	治療中に新たな病巣を発見したら？	……154
Q69	患者が治療に注文をつけたら？	……156
Q70	患者に5千円分だけ治療してほしいと言われたら？	……158
Q71	抜歯した歯を研究に用いる場合は？	……160
Q72	患者の写真を論文等に掲載する場合は？	……162
Q73	患者の病歴などを疫学研究に用いる場合は？	……164
Q74	診療に必要のない検査を研究のために行う場合は？	……166

資料Ⅰ　宣言集

　ヒポクラテスの誓い ……………………………………170

　ニュールンベルグ綱領 …………………………………171

　ジュネーブ宣言 …………………………………………174

　医の倫理の国際綱領 ……………………………………176

　ヘルシンキ宣言 …………………………………………179

　患者の権利に関するリスボン宣言 ……………………186

資料Ⅱ

　日本の歯科医療ミスをめぐる裁判例 …………………193

付録Ⅰ　図・表

　医の倫理 …………………………………………………204

　医師の価値判断の基準 …………………………………205

　医療行為の3条件 ………………………………………206

　歯科医師の権利・義務 …………………………………207

　診療関係帳票保存期間一覧 ……………………………208

　行為能力と責任能力 ……………………………………209

　能力に関する法的規定 …………………………………210

　各国の成年後見制度 ……………………………………211

　日本における補助・保佐・後見の制度の概要 ………212

　各国の少年法制の比較 …………………………………213

　医師の説明義務の根拠 …………………………………214

　医師の説明義務の範囲の基準 …………………………215

付録Ⅱ

　歯科医療倫理　一問一答 ………………………………217

索引

〈本書略語例など〉

■**文献略語について**

本書の〈判例一覧〉では原則としてフルネームを掲げたが，本文中は通常用いられる下記の略語例によった．

民集＝最高裁判所民事判例集
刑集＝最高裁判所刑事判例集
刑月＝刑事裁判月報
判時＝判例時報
判タ＝判例タイムズ

■**法令名略語について**

本書の〈関連法規〉欄では原則としてフルネームを掲げたが，本文中は通常用いられる下記の略語例によった．

憲＝憲法
民＝民法
刑＝刑法
民訴＝民事訴訟法
刑訴＝刑事訴訟法
医療＝医療法
療養担当規則＝保険医療機関及び保険医療養担当規則
感染症予防法＝感染症の予防及び感染症の患者に対する医療に関する法律
臓器移植法＝臓器の移植に関する法律
歯医＝歯科医師法
歯衛＝歯科衛生士法

歯技＝歯科技工士法

労基＝労働基準法

■**文献，判決文について**

文献，判決文のそのままの引用は「　」で示したが，文中での引用では，文献，判決の趣旨を略記したものもある．

■**法令の表記について**

法令全書および官報を原本とし，漢字は新字体を採用．原本でカタカナ表記されている法令はすべて，ひらがな表記および現代かなづかいに改め，読みやすくした．なお，濁音，半濁音も，読み方通り表記した．

第1章

倫理、医の倫理

Q1 医師(医師・歯科医師)として守るべき倫理規範はあるか?

A 「ヒポクラテスの誓い」がある.

「ヒポクラテスの誓い」はアスクレピアード(BC5頃)という医師集団の倫理規範と言われている.

その特色は自分が自分を律するという自律倫理である.

その倫理の核心は,

1. **自己の技術の最善を尽くす(恩恵義務「すべきこと」)**
2. **患者に危害,不正を加えない(無危害義務「すべきでないこと」)**

医師は, profession(医療専門職)として

1. **患者の最大利益の実現**
2. **不利益を最小にとどめる**

という義務を負う.

しかし,患者のため,という姿勢がパターナリズム(父権主義)を生み,「知らしむべからず,依らしむべし」という医師・患者の上下関係をつくり出した.

この「ヒポクラテスの誓い」は,1948年に世界医師会がつくった初の倫理綱領,「ジュネーブ宣言」に強い影響を与える.

---- コラム ----

「ヒポクラテスの誓い」の要点

1. 患者の利益のために全力をつくす
2. 患者に有害な方法をとらない
3. 依頼されても致死的な薬は与えない
4. 堕胎に手を貸さない
5. 自分の専門以外は専門家にまかせる
6. 診療以外では患者の家を訪れない
7. 性別や身分による差別をしない
8. 患者の医療上，生活上の秘密を守る

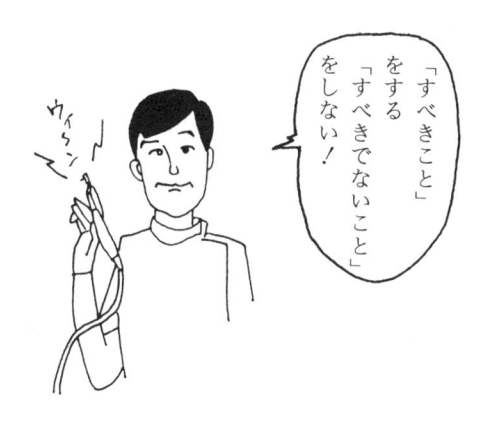

「すべきこと」をする
「すべきでないこと」をしない！

Q2 「ジュネーブ宣言」とは？

A 世界医師会がつくった最初の自律倫理規定である．

　ナチス・ドイツの非人道的行為に医学・医療が加担したことを反省して第2回世界医師会総会（1948）は自律倫理規定,「ジュネーブ宣言」を採択した．
　この宣言は,
　1．患者の健康を第一に考える
　2．患者の秘密を厳守する
　3．国籍，人種，宗教，社会的地位による差別をしない
　4．受胎の瞬間から人命を最大限に尊重する
　5．たとえ脅迫があっても人道に反した目的に医学の知識を用いない
を骨子としている．
　そして翌1949年,「医の倫理の国際綱領」を採択し,
　1．医師の一般的な義務
　2．病人に対する医師の義務
　3．医師相互の義務
を定めた．

コラム

医の倫理の国際綱領

ロンドンで開催された第3回世界医師会総会(1949)で採択された「医の倫理の国際綱領」は，医師の一般的な義務，病人に対する医師の義務，医師相互の義務などを定めている．

医の倫理の国際綱領

医師の一般的な義務	医学的に最高水準を常に保持，営利性の排除，宣伝広告の禁止，職業的独立，医療費以外の金銭収受の禁止，身体的・精神的に有害な行為や助言の禁止，新事実や新技術の発表は慎重に，自ら立証できないことを証言しない．
病人に対する医師の義務	人命保護の責務，誠実及び全力を尽くす義務，自己の能力の限界と善管注意義務，守秘義務，緊急医療に対する義務．
医師相互の義務	他の医師に対する態度，同僚医師の患者をそそのかさない．

(1949年，ロンドン，第3回世界医師会総会)

Q3 ヒトを被験者にする場合のガイドラインはあるか?

A 「ヘルシンキ宣言」がある.

ナチス・ドイツの犯罪を検証した医師団は,ヒトを被験者にする際のガイドライン「ニュールンベルグ綱領」(1946)を勧告した.

第18回世界医師会総会(1964)は,この勧告を下敷きにして「ヘルシンキ宣言」を採択した.

その宣言はヒトを被験者にする際,

1. **知る権利**
2. **拒否する権利**
3. **自発的同意**

を「同意の合法性」として認めている.

1975年の修正に際し,この「同意の合法性」をインフォームド・コンセント(Informed Consent)という言葉にして用いた.

---- コラム ----

「ニュールンベルグ綱領」の要点
1. 人体実験において被験者に対する明解な説明と自発的同意は絶対条件である
2. 人体実験は，その実験以外では得られないもので，社会の善となるものでなくてはならない
3. 人体実験は動物実験の結果などによって正当化する結果が予想されるものでなくてはならない
4. 人体実験は，すべて不必要な肉体的・精神的苦痛や傷害を避けるように行わなければならない
5. 死や回復不能の傷害が起こる可能性がある人体実験を行ってはならない
6. 起こりうる危険の程度は，人間への貢献度を越えるものであってはならない
7. 適切な実験設備を整えておかなければならない

(1946年，ニュールンベルグ裁判)

Q4 患者の権利を明記している宣言はあるか?

A 「リスボン宣言」がある.

1960年代,アメリカでは人権運動の高まりに端を発して,公民権運動,消費者運動へと広がっていった.

そして,医療においても,

1. **商品と同じく品質保証,アフターケアを求める声**
2. **情報開示,自己決定権を要求する運動**

が広がっていった.

そんな中,アメリカ病院協会は「患者の権利章典」(1973)を公表した.

そして,この権利章典を参考に第34回世界医師会総会(1981)は「リスボン宣言」を採択する.

この宣言であらゆる疾病を対象に患者の権利が明記され,インフォームド・コンセントが定着していく.

> コラム

「患者の権利章典」の要点
1. 患者が最善の医療を受ける権利
2. 患者が自分の受ける医療や医療機関・医師について知る権利
3. インフォームド・コンセント
4. プライバシーの保護
5. 転院・紹介のサービス
6. 退院後の継続的ケアを受ける権利
7. 医療費説明の権利

(1973年,アメリカ病院協会)

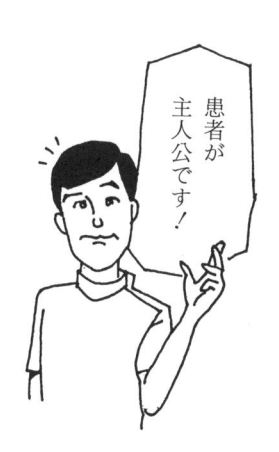

第2章

歯科医師の権利・義務

Q5 歯科医師の義務とは?

A 応招義務,説明義務などの義務がある.

歯科医師の義務には,
 1.応招義務(歯科医師法19条1項)
 2.診断書等の交付義務(歯科医師法19条2項)
 3.無立会証明書交付の禁止(歯科医師法20条)
 4.処方せんの交付義務(歯科医師法21条)
 5.療養方法等の指導義務(歯科医師法22条)
 6.カルテ(診療録)の記載および保存義務(歯科医師法23条)
 7.患者の自己決定権行使のための説明義務(民法656条)
 8.患者の情報に対する守秘義務(刑法134条)
 9.善良なる管理者としての注意義務(民法656条)
 10.各種の取締法による種々の届出義務
さらに禁止事項として,
 11.無診察治療等の禁止(歯科医師法20条)
がある.

コラム

患者の権利に関するリスボン宣言

　この宣言は，ポルトガルのリスボンにおける第34回世界医師会総会(1981)で採決され，医療者側から「医療の主体は患者である」ということを宣言したものである．

　この頃から「ヒポクラテスの誓い」「ジュネーブ宣言」にあるような内部規範としての高い資質に基づく医師としての職業倫理性だけでなく，患者を医療の主体と認める契約意識の確認がなされた．そして，患者には次のような倫理的権利がある．

1. 良質の医療を受ける権利
2. 選択の自由の権利
3. 自己決定権の権利
4. 意識のない患者
5. 法的無能力の患者
6. 患者の意思に反する処置
7. 情報を得る権利
8. 機密保持を得る権利
9. 健康教育を受ける権利
10. 尊厳を得る権利
11. 宗教的支援を受ける権利

Q6　診療を拒否できるか？

A　応招義務があるので拒否できない．

応招義務（歯科医師法19条）は，
 1．歯科医師の職務が公共性をもつこと
 2．歯科医師以外には歯科医業は行えないこと
から定められた義務である．

したがって，診療拒否は「歯科医師としての品位を損するような行為」（歯科医師法7条2項）として，歯科医師免許の取消または業務停止の処分を受けるおそれがある．

しかし，正当な理由がある場合には拒否することが許される．

正当な理由とは，以下のものである．
 1．歯科医師の不在・病気などにより診療不能の場合
 2．自己の専門外の場合（対診）

---一口メモ---

応招義務違反に民事責任

応招義務には患者保護の側面もあり，医師が診療を拒否して患者に損害を与えた場合，「医師に過失があるという一定の推定」がなされ，応招義務違反に対して民事責任も生ずる（神戸地判平成4.6.30.判タ802-196）．

【関連法規】

歯科医師法19条１項［応招義務等］

　診療に従事する医師は，診察治療の求めがあった場合には，正当な事由がなければこれを拒んではならない．

保険医療機関及び保険医療療養担当規則16条［転医及び対診］

　保険医は，患者の疾病又は負傷が自己の専門外にわたるものであるとき，又はその診療について疑義があるときは，他の保険医療機関へ転医させ，又は他の保険医の対診を求める等診療について適切な措置を講じなければならない．

1993年のウルグアイラウンド（多角的貿易交渉）で，日本は医療において，
　1．**市場開放**
　2．**自由競争**
　3．**情報の開示**
　4．**外国資本の導入**
が要求されている。
これによって、
およそ９千ある日本の
医療機関のうち
半分は淘汰されるという。

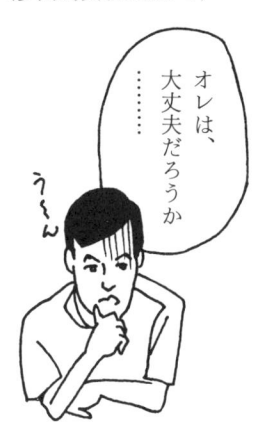

……オレは、大丈夫だろうか

う～ん

Q7 治療費を支払えない患者の診療を拒んでもいいか?

A 拒んではならない.

歯科医師は,患者に支払能力が全くない場合でも,そのことを理由に診療を拒んではならない.
その理由は,
1. 歯科医師の応招義務(歯科医師法19条)
2. 患者の生存権(憲法25条)

による.

また,厚生省医務局長通知でも「支払能力の有無によって診療機会が失われるということがあってはならない」(昭和24.9.10.医発752)としている.

【関連法規】

憲法25条1項[生存権,国の社会的使命]

すべての国民は,健康で文化的な最低限度の生活を営む権利を有する.

> コラム

日本最古の診療報酬請求は抜歯代2文

　日本で診療報酬の金額がわかっている最古の例は，鎌倉時代の歯科医が請求した抜歯代である．

　鎌倉中期の仏教説話集『沙石集』（1283）に「歯取り唐人」なる奈良の抜歯技術者の記録がある．

　ある男が歯痛に苦しんで1文で虫歯を抜いてもらおうと頼むが，「1文じゃ抜けぬ」とこの歯取り唐人と折り合いがつかない．歯痛男もなかなか後へは引かない．「それじゃ2本で3文なら，どうだ？」「仕方ない．それで抜きましょう」ということで，虫歯のほかに健康な歯も1本抜いたという．

　この鎌倉時代の抜歯代2文が今のいくらぐらいになるか．米価から算定すると，200円ぐらいにしかならない．腑に落ちない金額だが，そんなものかとも思う．

Q8 エイズの疑いがある患者の診療を拒めるか?

A 拒んではならない.

歯科医師には応招義務（歯科医師法19条）がある.

また，適切な感染防止措置を講じれば，事故がない限りエイズの二次感染は防止できる.

したがって，エイズ患者であったとしても，それだけの理由で，歯科医師は診療を拒否することはできない.

1993年，厚生省保健局エイズ結核感染症課は，患者がエイズに感染していることが判明した場合，

1. **検査を実施した医療機関が適切な医療を提供すること**
2. **検査を実施した医療機関が対処できない場合は，他の適切な医療機関へ確実に紹介すること**

と通知している.

したがって，診療を求められた歯科医師自身の臨床経験・医療設備からみてエイズの二次感染防止等の対処ができない場合は，他の適切な医療機関へ紹介すればよい.

【関連法規】

感染症予防法5条1項［医師等の責務］

　医師その他医療関係者は，感染症の予防に関し国及び地方公共団体が講ずる施策に協力し，その予防に寄与するよう努めるとともに，感染症の患者等が置かれている状況を深く認識し，良質かつ適切な医療を行うよう努めなければならない．

世界では毎日1万6千人ずつHIV感染者が出ており，感染者総数は3千万人を越える．しかも，そのうち2万7千人が感染を自覚していない(WHO，1998報告).

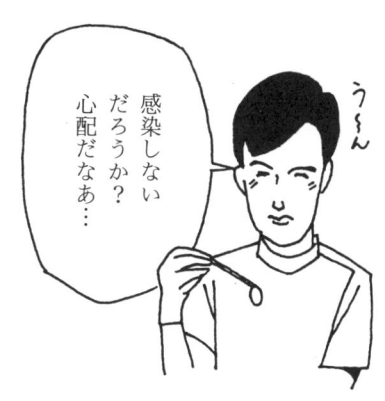

> 感染しないだろうか？心配だなぁ…
> う〜ん

Q9 説明義務はあるか?

A インフォームド・コンセントの有効要件として説明は必要である.

医師と患者の間には民法656条に基づく診療契約(準委任契約)がある.

準委任契約に基づく医師の債務(義務)として,
 1. 説明して患者から同意を得ること
 2. 医療水準に即した診療を行うこと
 3. 善管なる管理者として注意を払うこと

（善管注意義務〈民法644条〉）

 (1) 一定の危険発生を予測すること(結果予見義務)
 (2) 予測した危険に対応すること(結果回避義務)
 4. 状況について報告すること(報告義務〈民法645条〉)

また,療養担当規則13条では「保険医は,診療にあたっては,懇切丁寧を旨とし,療養上必要な事項は理解し易いように指導しなければならない」と規定されている.

ちなみにインフォームド・コンセントは「説明原則」によって患者の自己決定権を保護している.

【関連法規】

民法644条［受任者の注意義務］

　受任者は委任の本旨に従い善良なる管理者の注意を以て委任事務を処理する義務を負う

民法645条［受任者の報告義務］

　受任者は委任者の請求あるときは何時にでも委任事務処理の状況を報告し又委任終了の後は遅滞なく其顛末を報告することを要す

民法656条［準委任］

　本節の規定は法律行為に非ざる事務の委託に之を準用す

保険医療機関及び保険医療養担当規則13条［療養及び指導の基本準則］

　保険医は，診療にあたっては，懇切丁寧を旨とし，療養上必要な事項は理解し易いように指導しなければならない．

Q10 患者が治療の途中で来院しなくなったら?

A 治療を中断した場合に起こる状況について忠告し,来院を指示する.

治療を受けなければならない状態にあるときには,受診を中断した患者に対して,

1. 治療を継続しない場合に起こる状況について忠告する
2. 受診するように来院を指示する(歯科医師法22条)

ただし,受診するかしないかは基本的には患者が決めること(患者の自己決定権)なので,忠告の内容が受診の強要にならないように注意しなければならない.

【関連法規】

歯科医師法22条[療養方法等の指導義務]

歯科医師は,診療をしたときは,本人又はその保護者に対し,療養の方法その他保健の向上に必要な事項の指導をしなければならない.

---コラム---

歯科医師のフォロー義務とは？

　患者が主治医の診断や治療を中止した場合，歯科医師はどこまでその中止原因を突き止め，適切な助言を行い，病状の悪化を防ぐ義務があるのだろうか．

　判例では，「患者が医師の治療を止めた後においても，患者が何故に受診を止めたのかを突き止め，患者が適切な治療を続けているかどうかを確認し，適切な助言をして，病状の悪化を防止すべき注意義務があった」として，確認および助言を怠った医師の責任（注意義務違反）を肯定している（東京地判平成元.3.13.判タ702-212）．

　一方，最高裁は「およそ患者としては医師の診断を受ける以上，十分な治療を受けるためには，専門家である医師の意見を尊重し治療に協力する必要があるのは当然」である（最判平成7.4.25.民集49-4-1163）とし，医師のフォロー義務には消極的である．これは，法律上，患者の受診中止は診療契約の放棄を意味するからという理由づけがなされようが，最終的な救助義務は，profession（医療専門職）である医師に課せられていることを考えればいかがなものかと……

Q11 カルテ(診療録)はいつ書けばいいか?

A 患者の診療をした時,その都度記載しなければならない.

1．「歯科医師は,診療をしたときは,遅滞なく診療に関する事項を診療録に記載しなければならない」

(歯科医師法23条)

2．保険医にとって,カルテは診療報酬請求の原簿であり,その記載が義務づけられている（療養担当規則22条）

正しく記載されたカルテは,医療事故や指導・監査に際し,医療行為の正当性を証明するものとなる.

【関連法規】

歯科医師法23条1項［診療録の記載及び保存］

　歯科医師は,診療をしたときは,遅滞なく診療に関する事項を診療録に記載しなければならない.

保険医療機関及び保険医療養担当規則22条［診療録の記載］

　保険医は,患者の診療を行った場合には,遅滞なく,様式第1号又はこれに準ずる様式の診療記録に,当該診療に関し必要な事項を記載しなければならない.

コラム

カルテは日本語で書くべきか？

　カルテの開示が行われるようになると，患者が理解するために，カルテの記載をできるだけ，日本語にするとか，カルテ開示と同時に歯科医師の説明を付けるとかが必要になってくる．

　わが国のカルテが，英語やドイツ語で多く記載されるのは，単にドイツやアメリカから西洋医学が入ってきたという歴史的な経過だけではなく，医療における秘密主義や権威主義の現れもあるかもしれない．

　レセプト（診療報酬明細書）は，1997年6月に厚生省が患者への開示を関係機関に通達，1998年3月までに約4,000枚が開示されている．しかし，病名の記載について，「傷病名は，わが国で通常用いられている傷病名をわかりやすく記載すること」(診療報酬明細書の記載事項2の（10）ア）とされ，その病名が広く欧文やその略語で理解されているものであれば日本語以外の病名でもよいとされている．このようにわが国の医療体制は，まだまだ患者本位とは言えないのが現状である．

Q12 カルテや処方せんは歯科医師が記載しなければならないか？

A 歯科医師が記載しなくてはならない．

「歯科医師でない者は歯科医業を行ってはならない」
(歯科医師法17条)

したがって，カルテ・処方せんへの記載は歯科医師が行わなくてはならない．

複数の歯科医師が同一患者を診療する場合は，診療をした歯科医師がサイン等を行って責任の所在を明確にしておく必要がある．

【関連法規】

歯科医師法17条[歯科医師でない者の歯科医業の禁止]

歯科医師でなければ，歯科医業をなしてはならない．

---- コラム ----

カルテ等の電子媒体保存を許可

　厚生省は1999年4月22日付で，健康政策局，医薬安全局，保険局の三局長連名通知「診療録の電子媒体による保存について」（健政発517・医薬発587・保険発82）を都道府県に送付し，カルテ等の電子媒体保存が解禁となった．これによってペーパーレス化が実現する．

　また，電子媒体に保存する場合は以下の3条件を満たさなければならない．

1．**保存義務のある情報の真証性が確保されていること**
2．**保存義務のある情報の見読性が確認されていること**
3．**保存義務のある情報の保存性が確保されていること**

　なお，「真証性，見読性，保存性」の3条件を満たしているかどうかについては，医療機関が自主的に判断すればよく，行政機関への届出は不要である．ますます歯科医師の倫理観が問われる時代になったということであろうか．

Q13 カルテはどのくらい保存しておけばよいのか?

A 5年間.

カルテなどの保存は,治療完結の日(あるいは患者死亡日)から起算して,以下のごとく保存しなければならない.
1. カルテ:5年間(歯科医師法23条2項)
2. エックス線写真:2年間(医療法施行規則20条)
3. 処方せん:2年間(医療法施行規則20条)
4. 技工指示書:2年間(歯科技工士法19条)

治療継続中(定期検診中も含む)は治療が完結してから起算する.

しかし,手術をした場合は永久保存することが望ましい(民事訴訟の時効10年).

【関連法規】

歯科医師法23条2項[診療録の記載及び保存]

　前項の診療録であって,病院又は診療所に勤務する歯科医師のした診療に関するものは,その病院又は診療所の管理者において,その他の診療に関するものは,その歯科医師において,5年間これを保存しなければならない.

> **コラム**

廃院時のカルテはどうすればいいか？

　厚生省（昭和47.8.1.医発1113）によれば，「病院又は診療所が廃止された場合の診療録の保存義務については，医師法上特段の定めはないが，通常は病院又は診療所の廃止時点における管理者において保存するのが適当である」としている．また，「保存期間は既に5年間を経過している診療録であっても，事情の許すかぎり保存するのが適当である」としている．

　しかし，「事情の許さない場合」には，廃棄処分もやむを得ない．その場合には，焼却またはシュレッダーにかけるなど，患者の秘密保持については万全を期さなければならない．

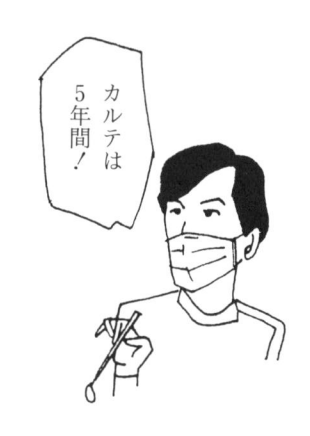

カルテは5年間！

Q14 患者からカルテ，エックス線写真の開示請求があったら？

A 開示すべきである．

　国立病院，都立病院では，カルテの開示がなされている．大勢は開示に向かっている．

　カルテ等の開示を求めることができる者は，

1. 患者が成人で判断能力がある場合は患者本人
2. 患者に法定代理人がある場合は法定代理人．ただし，満15歳以上の未成年者については，疾病の内容によっては本人のみの請求を認めることができる．
3. 患者本人から代理権を与えられた親族
4. 患者が成人で判断能力に疑義がある場合は，現実に患者の世話をしている親族およびこれに準ずる縁故者

（日本医師会：診療情報の提供に関する指針．1999）

しかし，カルテの開示については未だ根強い反対論もある．その理由は，以下のようなものである．

1. がん，精神病の告知での問題
2. プライバシー侵害の恐れ
3. 虐待など親権者が加害者の場合

その他に医療過誤の裁判が増加するからという懸念も考えられる．

---- コラム ----

都立病院,国立病院でカルテ原則開示

　カルテの開示をめぐっては医療界の一部に根強い反対があり,厚生省が開示の法制化を検討したものの,1999年6月,医療審議会は賛否両論を併記する報告書を出した.しかし,法制化には反対の日本医師会も,独自に開示指針を策定し,医師の自主的な動きで開示を進めようとするなど,情報公開の方向に進んでいる.

　ただし,以下の場合は非開示とされている.

1. 治療効果に悪影響が出る懸念がある場合
2. 関係者の権利利益を損う恐れがある場合
3. 既に亡くなった患者の記録を遺族が求める場合

開示される情報

		日本医師会	国立大病院	都立病院
開示される情報は？	いつの時点の	2000年1月以降に診察・記録したもの	存在するものすべて	診療終了から過去10年間
	何を	カルテ要約書	カルテ要約書	カルテ要約書
	誰に	患者本人	患者本人	患者本人

Q15 患者が電話で「痛み止めが欲しい」と言ってきたら?

A 来院するように指示する．

歯科医師法20条における「診察」とは，
1．問診
2．視診
3．触診
4．聴診
5．その他の手段の如何を問わない

しかし，「診療」は，歯科医師と患者が直接対面して行われることが基本であり，電話等による遠隔診療は，あくまで直接の対面診療を補完するものとして行うべきである．

【関連法規】

歯科医師法20条［無診察治療等の禁止］

　歯科医師は，自ら診察しないで治療をし，又は診断書若しくは処方せんを交付してはならない．

コラム

遠隔診療

　電話等による遠隔診療を行う場合は，以下のことに留意しなければならない（平成9.12.24.健政発1075）．

1．初診及び急性期の疾患に対しては，原則として直接の対面診療によること
2．遠隔診療は，間近まで相当期間にわたって診療を継続してきた慢性期の疾患の患者など，病状が安定している患者に対して行うこと
3．遠隔診療は，離島，へき地の患者など直接の対面診療を行うことが困難である場合に行うこと

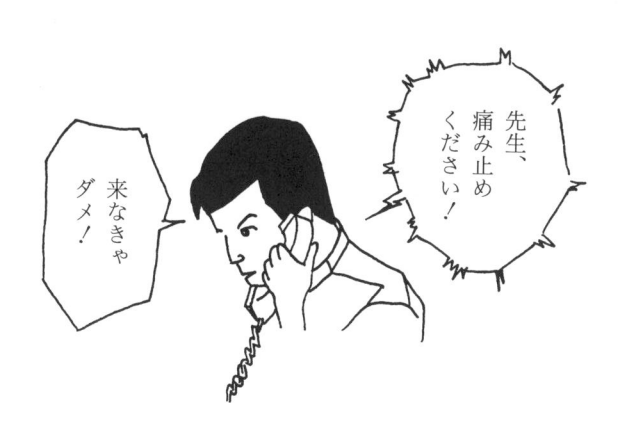

Q16 処方せんは交付しなくてはならないか？

A 交付しなくてはならない．

治療上薬剤の投与が必要と認められた時は，処方せんを交付しなくてはならない．

ただし，患者が「処方せんはいらない」と申し出た場合のほか，以下のような場合も処方せんを交付しなくてもよいとされている（歯科医師法21条）．

1. 暗示的効果を期待する場合
2. 患者に不安を与え，治療を困難にするおそれがある場合
3. 病状の短時間ごとの変化に即応して薬剤を投与する場合
4. 診断又は治療方法の決定していない場合
5. 治療上必要な応急の措置として薬剤を投与する場合
6. 安静を要する患者以外に薬剤を受けとる者がいない場合
7. 薬剤師が乗り込んでいない船舶内で薬剤を投与する場合

しかし，慢性疾患のように長期間同じ薬剤を投与する場合，歯科医師は患者から求められれば処方せんを交付しなければならない．

【関連法規】

歯科医師法21条［処方せんの交付義務］

　歯科医師は，患者に対し治療上薬剤を調剤して投与する必要があると認めた場合には，患者又は現にその看護に当たっている者に対して処方せんを交付しなければならない．ただし，患者又は現にその看護に当たっている者が処方せんの交付を必要としない旨を申し出た場合及び次の各号の一に該当する場合においては，この限りでない．

1. 暗示的効果を期待する場合において，処方せんを交付することがその目的の達成を妨げるおそれがある場合
2. 処方せんを交付することが診療又は疾病の予後について患者に不安を与え，その疾病の治療を困難にするおそれがある場合
3. 病状の短時間ごとの変化に即応して薬剤を投与する場合
4. 診断又は治療方法の決定していない場合
5. 治療上必要な応急の措置として薬剤を投与する場合
6. 安静を要する患者以外に薬剤の交付を受けることができる者がいない場合
7. 薬剤師が乗り組んでいない船舶内において，薬剤を投与する場合

Q17 患者の上司から病状について問い合わせがあったら?

A 患者の同意なく情報を洩らしてはならない.

診療によって知り得た患者の情報を守る義務があり,患者の同意なく情報を洩らすことは守秘義務に反する.

患者のプライバシーを犠牲にできるのは,
 1. 感染症の拡大防止
 2. 犯罪捜査への協力
 3. 裁判上の証言
 4. 各種の届出義務

に限られる.ただし,患者が同意もしくは依頼している場合は認められる.

【関連法規】

刑法134条① [秘密漏示]

　医師,薬剤師,医薬品販売業者,助産婦,弁護士,弁護人,公証人又はこれらの職にあった者が,正当な理由がないのに,その業務上取り扱ったことについて知り得た人の秘密を漏らしたときは,6月以下の懲役又は10万円以下の罰金に処する.

> コラム

問われる医療機関の守秘義務

　1998年3月，広島市と東京都品川区の計3つの民間救急病院が，広島市に住む女性会社員の診断書を勤務先の会社から請求され，本人に無断で渡していたことが明らかとなった．

　刑法134条では，
「正当な理由なく患者の秘密を漏らしてはならない」
と医師らの守秘義務を規定している．

　また，日本医師会も診断書は，
「本人か，委任状を持参した家族以外に渡さない」
を原則としている．

　病歴などを記した診断書は，個人情報でも極めてプライバシーに関わる部分であり，第三者に渡す必要がある場合は，本人に診断書を取らせて，それを提出させるのが当然である．

　しかし，健康診断の内容を無断で会社に報告され解雇されたなどとして，法廷で争われているケースは全国で発生している．患者のプライバシー保護に対する意識は，まだまだ低いのが現状……．

Q 18 勤務医がミスを犯した場合の責任は?

A 勤務医だけでなく,院長も責任を問われることがある.

勤務医がミスを起こした場合,勤務医はそのミスの責任（不法行為責任）を負う.

しかし,院長も

1. **勤務医に対する使用者責任（民法715条）**
2. **診療契約不履行に伴う責任（債務不履行責任）**

を問われる.

ただし,院長が使用者の選任,使用するについて,相当の注意を払っていたにもかかわらず事故の起こった場合は責任を免れることがある.

管理者の義務（医療法15条1項）には,

1. 病院または診療所の管理者は,勤務医をはじめその他の従業員を監督する
2. 業務の遂行に欠けるところがないように必要な注意をするという心得的規定がある

ちなみに,その他の従業員とは,免許を受けているいないを問わず,歯科衛生士,歯科助手,事務系職員など歯科医院で働くすべての従業員をさす.

【関連法規】

民法715条①［使用者の責任］

　或事業の為めに他人を使用する者は被用者が其事業の執行に付き第三者に加へたる損害を賠償する責に任ず但使用者が被用者の選任及び其事業の監督に付き相当の注意を為したるとき又は相当の注意を為すも損害が生ずべかりしときは此限に在らず

医療法15条1項［管理者の監督義務］

　病院又は診療所の管理者は，その病院又は診療所に勤務する医師，歯科医師，薬剤師その他の従業者を監督し，その業務遂行に欠けるところのないよう必要な注意をしなければならない．

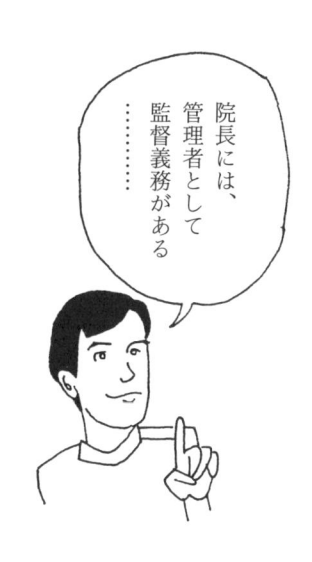

院長には、管理者として監督義務がある……

Q19 歯科衛生士に印象を採らせてもよいか?

A よくない.

ただし,スナップ印象については,歯科医師の直接の指導のもとに採らせてもよい.

歯科衛生士が行ってよいのは,

1. 単独でできること
   (1) 歯牙露出面及び正常な歯肉の遊離縁下の付着物及び沈着物の機械的操作による除去(歯科衛生士法2条)
   (2) 歯科保健指導(歯科衛生士法2条)
   (3) 臨時応急の手当(歯科衛生士法13条の2)
2. **歯科医師の指示に従うべきこと――診療補助行為**
   (1) 歯牙及び口腔に対する薬物塗布

   (歯科衛生士法13条の2)

   (2) 歯科診療の補助(歯科衛生士法13条の2)

である.

歯科医師が歯科診療の領域に属する診療行為を歯科衛生士に代行させれば,その歯科医師は無資格者による歯科診療(歯科医師法17条)を教唆,幇助したという理由で共謀共同正犯として処罰される(大阪高判昭和55.10.31.刑月12-10-1121).

歯科衛生士の業務範囲

○合法的　△合法的ではあるが具体的には注意が必要　×不可			
診療録に処置内容等を歯科医師の口述によって記入する	○	患者の主訴を聞く（カルテに記入は不可）	△
ラバーダムの装着と撤去	○	軟化象牙質を取る	×
窩洞形成をする	×	窩洞内の薬物塗布	○
仮封をし又除去する	○	裏層	△
X線フィルムの口腔内固定	○	X線撮影（照射）	×
刷掃指導をする	○	フッ素塗布	○
充填物の填塞・研磨	○	インレー・冠の装着	×
感染根管の治療抜髄・根充	×	歯肉注射・切開	×
術後の洗浄	○	歯石除去（歯冠部のみ）	○
歯周疾患の歯石除去	○又は×	スナップ印象（精密は不可）	△

日本歯科医師会：歯科衛生士の業務範囲についての調査報告書.1986

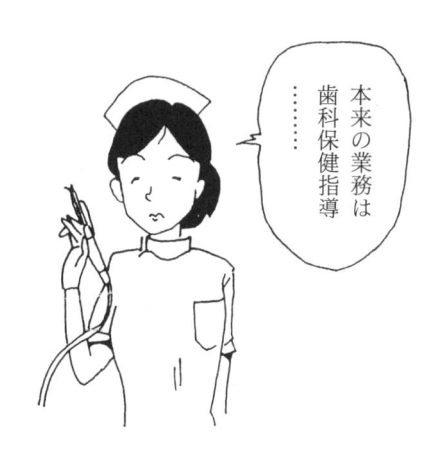

本来の業務は歯科保健指導……

Q20 歯科衛生士にエックス線写真撮影を行わせてもよいか？

A 行わせてはならない．

診療放射線技師法により，
1. 歯科医師
2. 診療放射線技師

でない者が，人体に対する放射線の照射を行うことは禁じられている．この規定に違反した者には，診療放射線技師法31条に定める罰則が科せられる．

【関連法規】

診療放射線技師法24条［禁止行為］

医師，歯科医師又は診療放射線技師でなければ，第2条第2項（診療放射線技師の定義）に規定する業をしてはならない．

診療放射線技師法31条

次の各号のいずれかに該当する者は，1年以下の懲役又は30万円以下の罰金に処する．
1. 第24条の規定に違反した者

コラム

パノラマＸ線撮影による白内障の危険度

　水晶体は，撮影装置や撮影条件によって異なるが，パノラマＸ線撮影1枚当り56.0μGy程度の被曝をする．一方，水晶体に検知可能な混濁を生じるのに年間0.1Sv以上，白内障を起こすのに年間0.15Sv以上を要する．

　単純計算すると，水晶体に検知可能な混濁を生じるには毎年1,786枚，白内障を起こすには毎年2,679枚の撮影を行わなければならないことになる．結局，パノラマＸ線撮影で白内障が起こることはないといえる．

主な組織・臓器における確定的影響（Sv）

組織・臓器	影　響	しきい線量	
		1回短時間被曝での総線量当量（Sv）	慢性被曝の場合の年線量率（Sv／年）
精巣	一時的不妊	0.15	0.4
	永久不妊	3.5	2.0
卵巣	不妊	2.5〜6.0	＞0.2
水晶体	検知しうる混濁	0.5〜2.0	＞0.1
	視力障害（白内障）	5.0	＞0.15
骨髄	造血機能低下	0.5	＞0.4
	致死的形成不全	1.5	＞1

日本アイソトープ協会:ICRP Publ.41,電離放射線の非確率的影響,丸善,1987

Q21 歯科技工士に鋳造冠の装着をさせてもよいか?

A よくない.

歯科医師ではない者の歯科医業は禁止されている(歯科医師法17条).歯科技工士の業務は,患者の歯科医療に用いる補綴物,充塡物,矯正装置を,

1. 作製
2. 修理
3. 加工

することである.

したがって,歯科技工士は,衛生上危害を生ずる恐れのある印象採得,咬合採得,試適,装着を行ってはならない.

なお,歯科技工士が本来の業務を行うにあたっても,病医院で治療を担当する歯科医師の直接の指示を受けて行う場合のほかは,歯科医師の技工指示書に従わなければならない.

一口メモ

歯科医療とPL法(製造物責任法)

歯科の原材料を起因とする医療事故は入れ歯,差し歯,インプラント等材料は多岐にわたるが,現在,PL法の対象とはなっていない.しかし今後,高齢社会において,入れ歯等の欠陥によって,傷害,死亡事故が発生したとき,PL法の対象となりうる.

---- コラム ----

歯科技工士の歯科医師法違反事件

　歯科技工士が昭和53年7月から同年12月までの間に，約89回にわたり，業として患者25人に対して，問診，印象採得，咬合採得，試適，装着等の行為をしていた．

　札幌地裁は「印象採得，咬合採得，試適，装着の各行為は歯科医業の範囲に属するものであり，歯科医師法17条で歯科医師以外の者による右行為を含む歯科医業を禁止していることは，右各行為の施行方法如何によって患者の保健衛生上危害を生ずるおそれがあるので，国民の保健衛生を保護するという公共の福祉の見地からの当然の制限であって，歯科医師でない歯科技工士も右制限に服すべきこと」として判示して歯科技工士を有罪とした（札幌地判昭和55.9.1.判時987-135）．また，札幌高裁（札幌高判昭和56.2.5.刑月13-1-63），最高裁（最判昭和56.11.17.判タ459-55）もこれを認め，歯科技工士の上告を棄却した．

Q22 歯科衛生士に問診を行わせてもよいか?

A 行わせてはならない．

　歯科医師でない者が歯科医業を行ってはならない（歯科医師法17条）．問診は診断・診療に役立つ歯科医療行為であり，歯科医師以外の者が行ってはならない．

　問診は医療上の判断に必要な情報の収集という点で，検査方法の選択，実施というのとは異なり，患者側の条件に影響されやすい．しかし，「発問ひとつにしても医師にはそれなりの方法があるはずであり，それを裏付けるのが医師の研鑽義務である」（最判昭和63.1.19.判事1265-75）．

【関連法規】

歯科医師法17条[歯科医師でない者の歯科医業の禁止]

　歯科医師でなければ，歯科医業をなしてはならない．

歯科医師法29条1項1号

　左の各号の一に該当する者は，これを2年以下の懲役又は2万円以下の罰金に処する．

　1．第17条の規定に違反した者

> **コラム**
>
> **問診の目的**
>
> 「歯科医療における問診の目的は，口腔内の各種疾患の枠づけ，随伴疾患または潜在的異常の有無の推定，特異体質等の把握とこれに基づく妥当な歯科医療行為の選択およびその遂行にあり，右問診が正鵠を得ず不適切に行われるときは，爾後の歯科医療行為はその指標を失ない，ひいては患者の身体等に危害を及ぼすおそれが生ずるものであり，問診が公衆衛生の見地からして歯科医療行為に該ることは明らかである」（札幌地判昭和55.9.1.，札幌高判昭和56.2.5.，最判昭和56.11.17.判タ459-55）と判示している．

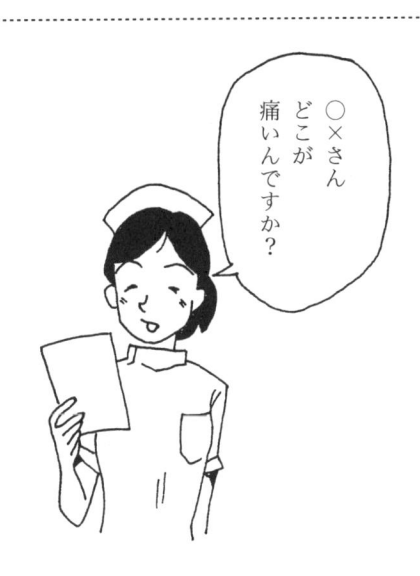

○×さん　どこが痛いんですか？

Q23 他の医師の治療内容について非難や批判をしてもいいか?

A 非難,批判をしてはならない.

口頭にせよ文書にせよ,他の医師の治療内容について,その状況を知らずに非難や批判をした場合,
1. 社会的評価の失墜には名誉毀損罪(刑法230条)
2. 名誉感情の侵害には侮辱罪(刑法231条)
3. 社会的信用の失墜には信用毀損及び業務妨害罪
 (刑法233条)

に問われることがある.

また,日本歯科医師会倫理規範の遵守事項にも「歯科医師は,他の歯科医師の行なった診療につき,正当な理由のない批判及び中傷をしてはならない」とある.

非難や批判は,された医師だけでなく医師全体の社会的信頼を失墜させることにもなる.

【関連法規】

刑法230条①［名誉毀損］

　公然と事実を摘示し，人の名誉を毀損した者は，その事実の有無にかかわらず，3年以下の懲役若しくは禁錮又は50万円以下の罰金に処する．

刑法231条［侮辱］

　事実を摘示しなくても，公然と人を侮辱した者は，拘留又は科料に処する．

刑法233条［信用毀損及び業務妨害］

　虚偽の風説を流布し，又は偽計を用いて，人の信用を毀損し，又はその業務を妨害した者は，3年以下の懲役又は50万円以下の罰金に処する．

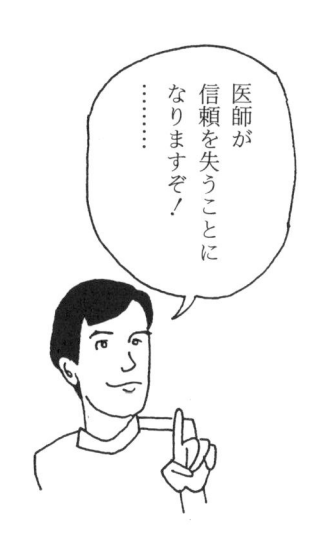

......医師が信頼を失うことになりますぞ！

Q 24 他の医師の不正を公表したら?

A 不正は指摘し,公表すべきである.

医療は生存権,国の社会的使命(憲法25条)に基づく,医師の国家に対する義務である.

したがって,

1. 健康保険点数の不正請求
2. 高額の脱税
3. 製薬会社などからの現金の収賄

などについて知った場合には公表すべきである.

そして,公表することが公共の利害に関する場合で,

1. 公共の利益に関する事実について,専ら公益をはかる目的でなされた場合
2. その表現が真実を語り,また真実であることの不動の証拠が提出できる場合
3. 特定の個人あるいは団体の品位の低下や,品位を傷つける非難の内容を含まない場合

については,名誉毀損(刑法230条)にならない.

【関連法規】

憲法25条①［生存権，国の社会的使命］

　すべて国民は，健康で文化的な最低限度の生活を営む権利を有する．

刑法230条の2［公共の利害に関する場合の特例］

① 　前条第一項の行為が公共の利害に関する事実に係り，かつ，その目的が専ら公益を図ることにあったと認める場合には，事実の真否を判断し，真実であるとの証明があったときは，これを罰しない．

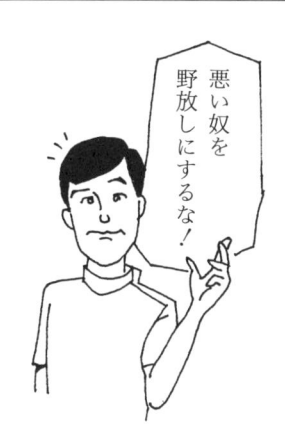

悪い奴を野放しにするな！

ベニスで開かれた第35回世界医師会総会(1983)で修正された「医の倫理の国際綱領」では，「医師は，患者や同僚医師を誠実に扱い，人格や能力に欠陥があったり，欺まん，またはごまかしをするような医師の摘発に努めるべきである」としている．

Q25　災害が起きた時には?

A　歯科医療を要する傷病者の処置にあたる．

災害が起きた場合の歯科医師の活動内容としては，
1．歯科医療を要する傷病者に対する応急処置
2．後方医療施設へ転送の要否，および転送順位の決定
3．避難所内における転送困難な患者，および軽易な患者に対する歯科治療・衛生指導
4．身元不明者の氏名などを明らかにする個人識別

などが考えられる．

東京都「災害時歯科医療救護活動マニュアル」によると，災害が起きた場合の歯科医師の活動場所は，被災規模などにより異なるものの，原則として，被災から約72時間以降に避難所または被災地区における歯科医療救護所を中心に行う．

一口メモ

個人識別の3種の神器

3種の神器とは，皇位の標識として歴代の天皇が受け継いできたという3つの宝物（鏡，剣，曲玉）のこと．災害時，事件時における個人識別のための3種の神器は，
1．X線写真　2．カルテ　3．スタディーモデル

コラム

トリアージとは？

　トリアージ (triage) とは, フランス語で「選び抜く」とか「選び分ける」という意味である. この言葉は第一次世界大戦中に英語に導入され, 負傷者の分類に用いられた.

　現在では大災害での救急医療に欠かせない医療施策の一つである. 大勢の被災者を前に, 機材や人手には限りがある. できるだけ多くを救おうとするなら, 手当てを急ぐ人たちから治療にあたるほかない.

　そこで, トリアージは救急医療において次の2つの重要な要素からなる.

1. 負傷者を疾病の重症度によって分類する
2. 治療の優先順位を決める

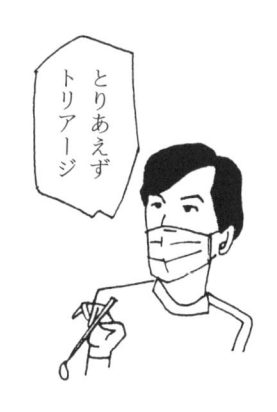

とりあえずトリアージ

Q26 医師は患者からの贈り物を受け取ってもいいか？

A 断るべきである．

患者が歯科医師に贈り物をする思いには，
1．感謝の気持ちからする場合
2．特別の取り計らいを期待して行う場合

がある．

贈り物がそのいずれであるかの判別は難しい．

しかし，たとえそれが感謝の気持ちからなされたものであっても，（医の倫理としての）「公平」を損なう恐れがあるので断わるべきである．

― 一口メモ ―

成功の秘訣は85％が"態度"

今から20年前に，アメリカのカーネギー財団が，成功した弁護士や医師，歯科医師に行ったアンケート結果について，成功したファクターの85％が「態度」で，「学問的能力」は15％でしかなかったと発表している．

|コラム|

気軽に行ける歯科医の条件～若い女性の意見～

　平成7年版『厚生白書』によると，医療を「サービス業」としてみることについて，6割（62.4%）を超える人が医療を「サービス業」とみている．では，患者にとって，どのような歯科医師がよいのだろうか．データとしては少し古いが，1992年に東京ビューティセンターが首都圏に住む18～25歳の女性542人に聞いたところ，「気軽に行ける歯科医の条件」のベスト3（複数回答）は，以下の通りである．

1．親切である　51.9%
2．清潔である　14.1%
3．近所である　12.8%

　ちなみに"歯医者さん"のイメージは「痛い」「怖い」が強く，治療時に一番嫌なことは「歯を削る音」だそうだ．

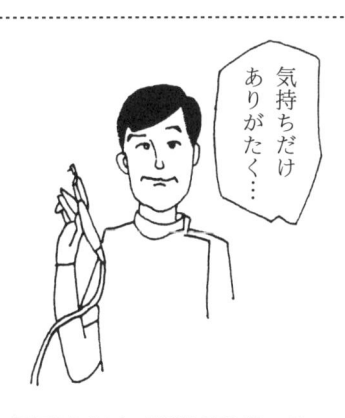

Q27 歯科医師に権利はあるか?

A 業務独占権,名称独占権などの権利がある.

歯科医師の権利としては,下記のものがある.
1. **業務独占権**:歯科医業を営むことができること
 (歯科医師法17条)
2. **名称独占権**:歯科医師の名称を用いることができること
 (歯科医師法18条)
3. **診療報酬請求権**(民法702条)

【関連法規】

歯科医師法17条[歯科医師でない者の歯科医業の禁止]
　歯科医師でなければ,歯科医業をしてはならない.

歯科医師法18条[名称の使用制限]
　歯科医師でなければ,歯科医師又はこれに紛らわしい名称を用いてはならない.

民法702条[管理者の費用償還請求権]
① 管理者が本人の為に有益なる費用を出したるときは本人に対して其償還を請求することを得
② 管理者が本人の為に有益なる債務を負担したるときは第650条第2項の規定を準用す

コラム

Profession（専門職）であるための条件

Pincoffs（1971）によれば，professionたるものは以下の条件を満たしていなければならない．

1. 世の中に不可欠で他人に代え難いユニークな社会的サービスに従事している．
2. 高度な知識を備えている．
3. その専門職の固有の特殊な知識を応用することができる．
4. 自律性を持って自己規制する能力を持っていると主張する集団のメンバーである．
5. 倫理コードを承認し，肯定している．
6. 強度な自己研鑽を示し，諸々の行動と決定に対する個人的責任を引受けている．
7. 自分だけの事より社会の利益を第一の関心事にして，それにコミットしている．
8. 経済的報酬よりサービスの方に関心を払っている．

このチェックリストに照らせば，自分の仕事はどのように判断されるだろうか．

(Pincoffs, E.:"Quandary ethics," Mind 75:552-71. 1971)

Q28 歯科医業は，いつから始められるか？

A 歯科医籍に登録された時から始められる．

　歯科医師として歯科医業ができるのは，歯科医籍に登録された時からである．

　歯科医師免許の申請は都道府県知事を経由して厚生大臣に提出され，歯科医籍に登録された後，本人宛に「歯科医籍登録済証」が郵送される．

　したがって「歯科医籍登録済証」が届いて以降，歯科医師として歯科医業に従事できる．

　ちなみに，免許証は免許申請を行ってから3〜4カ月後に交付される．

【関連法規】
歯科医師法17条[歯科医師でない者の歯科医業の禁止]
　歯科医師でなければ，歯科医業をなしてはならない．
歯科医師法29条1項1号
　左の各号の一に該当する者は，これを2年以下の懲役又は2万円以下の罰金に処する．
　1．第17条の規定に違反した者

> コラム

歯科医師免許証を紛失したら？

　歯科医師免許証は厚生大臣が歯科医師免許申請者に対して申請通り「歯科医籍に登録した」ことの通知であり,「登録済み証明書」にすぎない.

　したがって,歯科医籍に登録された以上は,たとえ歯科医師免許証を紛失あるいは焼失しても歯科医師に資格がなくなったり,歯科医業に従事することができなくなることはない.

　しかし,歯科医師免許証を拾得した人が「偽歯医者」として就職した場合は,紛失者が責任を負わなければならないので要注意！

　歯科医師免許証を紛失した場合は,その旨を警察署に届けた上で,保健所から都道府県知事を経由して厚生省に免許証再交付申請書を提出する.その際,手数料として2,900円を収入印紙で納め,住民票と印鑑を持参する.

　なお免許証の再交付を受けた後に,紛失した免許証を発見したときは,5日以内に都道府県知事を経由してこれを厚生大臣に返納しなければならない(歯科医師法施行令6条,歯科医師法施行規則4条,5条).

Q29 どこでも希望する場所で開業できるか？

A できる．

歯科医業は国民に対し，
1．サービス
2．利益
3．利便

の提供を目的とする職業である．

したがって，開業する場所に制限，制約を受けることはない．また，歯科医師は独占禁止法では「その他の事業者」とみなされている．

たとえば，歯科医師会が会員または非会員の行う病院または診療所の開設等を制限すれば，独占禁止法8条1項3号および4号に違反することになる．

一口メモ

診療所開設の届出

　開業したときは，開設後10日以内に，診療所所在地の都道府県知事に届け出なければならない（医療法8条）．

【関連法規】

医療法8条［診療所等開設の届出］

　医師，歯科医師又は助産婦が診療所又は助産所を開設したときは，開設後10日以内に，診療所又は助産所所在地の都道府県知事に届け出なければならない．

独占禁止法8条1項［禁止行為，届出義務］

　事業者団体は，左の各号の一に該当する行為をしてはならない．

3．一定の事業分野における現在又は将来の事業者の数を制限すること．
4．構成事業者（事業者団体の構成員である事業者をいう．以下同じ）の機能又は活動を不当に制限すること．

Q30 歯科医師でない者でも病院や診療所を開業できるか?

A 開業できない.

開設者には歯科医師以外の者でもなれるが,開設者が歯科医師以外の場合には管理者(通常は院長)として歯科医師を置かなければならない.

また,病院,診療所を医療法人にしようとする場合,理事長は医師または歯科医師でなければならない.また,病院,診療所の管理者(通常は院長)は理事になることが定められている.

医療施設の開設

	病　院	診療所
開　設　者	医師・歯科医師・非医師	医師・歯科医師・非医師
管　理　者	医師・歯科医師	医師・歯科医師
開設の許可	開設者(医師・歯科医師・非医師を問わず)は常に都道府県知事の許可が必要	開設者が医師・歯科医師本人であれば,10日以内に都道府県知事に届出.非医師の場合は都道府県知事の許可が必要

【関連法規】

医療法7条1項［開設許可］

　病院を開設しようとするとき，医師及び歯科医師でない者が診療所を開設しようとするとき，又は助産婦でない者が助産所を開設しようとするときは，開設地の都道府県知事の許可を受けなければならない．

医療法10条1項［病院等の管理者］

　病院又は診療所の開設者は，その病院又は診療所が医業をなすものである場合は医師に，歯科医業をなすものである場合は歯科医師に，これを管理させなければならない．

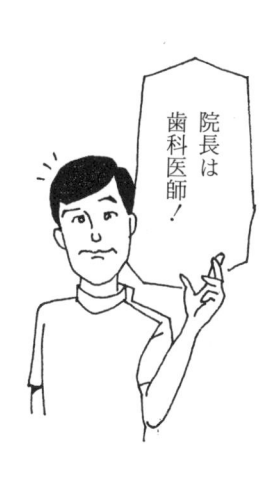

Q31 歯科医院の広告はしてもいいか？

A　してもよい．

　1999年7月1日より，歯科医院の広告は
1．**虚偽**
2．**比較**
3．**誇大**

といった広告でなければ，原則自由である．

　また，日本歯科医師会倫理規範の遵守事項でも「自己顕示的な宣伝，患者誘引のための誇大広告，その他歯科医師としての品位を汚す宣伝，広告」はしてはならないとしている．

　広告するにあたっては，その内容が虚偽にわたり，又その方法もしくは内容が下記の基準に違反してはならない（医療法69条5項）．

1．**提供する歯科医療の内容が他の歯科医院と比較して優良であることを広告してはならない**
2．**提供する歯科医療の内容に関して誇大な広告を行ってはならない**

なお，広告規制に違反した場合は，6月以下の懲役又は20万円以下の罰金とされている．

----- コラム -----

厚生省が広告規制緩和を通知

　医療提供体制の改革問題を審議していた医療審議会総会（厚相の諮問機関）は1999年7月1日，原則禁止だった病院の広告について，医師の経歴など客観的な情報は解禁とする規制緩和の方向も示した．

　広告規制は，これまでの原則禁止から方向転換，「広告の可否は医療機関の自主的な判断に委ねる」とし，看護婦の数や医師の経歴といった客観的な情報や，検証可能な情報は広告可能とした．しかし，手術の成功例など診療内容に関する事柄は「慎重に検討する」とされた．

　なお，広告の定義として「不特定多数」を対象にして行うもの，という概念がある．したがって，院内における掲示，またインターネット上での情報提供は，広告に該当しない（健康政策局総務課）．

Q32　裁量権はあるか?

A　法に規定はないが, 裁量で処置してよい場合がある.

　本来, 医療行為そのものが裁量権の行使であるし, 治療選択肢に順位をつけるのも裁量で行っている.
　しかし, 裁量権は法律により明記されていないし, 自己決定権と相克する関係にある. 医師が裁量で処置してよいのは「ためらえば危険」な状態, つまり「緊急避難」の場合だけである.

患者の自己決定権と医師の裁量権

患　者	×	歯科医師
知る権利 自己決定権		説明義務 裁量権

　　　　歯科医療の不確実性

1. 痛みと不安感の除去
2. 口腔衛生の確立と維持
3. 組織拡大の増強または維持
4. 口腔内の好ましい力関係の確立と維持
5. 日常他の人に見える口腔範囲の自然な外観の創造

> **コラム**

医学水準と医療水準

　医学水準とは，医学は日進月歩を遂げ，日々新たに研究成果が発表されているが，そのうち科学的な検証に耐えたものだけが学会レベルで正当なものとして承認される．これはその当時における医学の最先端の水準を示すものであり，学問としての医学が到達した水準を示すものである．

　一方，判例は医師の医療行為における過失責任を論ずるにあたっては，学問としての医学水準ではなく，臨床現場における医療水準によるべきであるとしている．その医療水準とは，

1. 診療当時の医療水準
2. 歯科医師の専門分野
3. 歯科医師の勤務する医療機関の性格
4. 存在する地域特性

などで考慮される．

　なお，診療当時の医療水準については，成書のほか，行政から発出された告示，通知やガイドラインなども基準となる．

第3章

患者の権利・義務

Q33 患者に権利はあるか?

A 自己決定権をはじめ，さまざまな権利がある．

第34回世界医師会総会(1981)で採決された「リスボン宣言」は，下記のような権利を保障している．

1．良質の医療を受ける権利
2．選択の自由の権利
3．自己決定の権利
4．意識のない患者
5．法的無能力の患者
6．患者の意思に反する処置
7．情報を得る権利
8．機密保持を得る権利
9．健康教育を受ける権利
10．尊厳を得る権利
11．宗教的支援を受ける権利

なお，インフォームド・コンセントは，自己決定権を保障する権利の一つである．

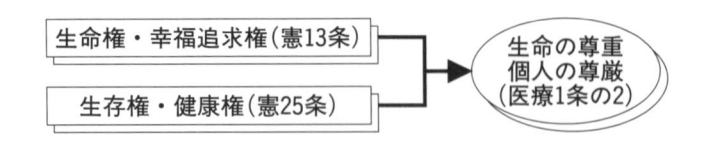

```
生命権・幸福追求権(憲13条) ─┐
                              ├→ 生命の尊重
                              │   個人の尊厳
生存権・健康権(憲25条)   ─┘    (医療1条の2)
```

---- コラム ----

患者が力を得るために必要な消費者の権利

　患者は，patient（治療を受ける病者）のみならず，client（診療契約の一方の当事者），consumer（医療消費者）でもある．

　Isaacs（1992）によると，アメリカでは患者が力（power）を得るために必要な消費者の権利として，次のことをあげている．

1. 治療に関する権利
2. 治療を拒否する権利
3. 秘密保持の原則
4. カルテの開示を求める権利
5. 医療機関や医療従事者を選択する権利
6. 苦情申し立てのしかた

　患者の権利意識が日本に比べ強いアメリカでは，医師に対して，やや厳しい態度を迫ると同時に，患者は「賢い患者（smart patient）」になることが求められている．

(Isaacs, Stephan L., Swartz, Ava C.: Consumer's Legal Guide to Today's Health Care. Houghton Mifflin Company, 1992)

Q34 自己決定権とはどのような権利か?

A 自分のことについては自分で考え，決める権利．

憲法13条は，一定の私的事項について公権力から介入・干渉を受けずに自ら決定できる権利（自己決定権）を保障している．
 1．**身体の完全性に対する不可侵権**
 2．**身体処分の自己決定権**
それを医療に反映すると，
 1．**治療選択権**
 2．**治療拒否権**
になる．

自己決定権は人が人である基本的権利として等しく認められている．

【関連法規】

憲法13条［個人の尊重・幸福追求権・公共の福祉］
　すべて国民は，個人として尊重される．生命，自由及び幸福追求に対する国民の権利については，公共の福祉に反しない限り，立法その他の国政の上で，最大の尊重を必要とする．

---- コラム ----

患者の自己決定権法（Patient Self-determination Act）

　アメリカ連邦政府の画期的な法律「患者の自己決定権法」が1991年12月1日に施行された．

　その主文には「医療提供者は，患者の権利として，次のことを確実に行うことに同意した．患者は患者に関わる治療やケアに参画し，指示を（医療提供者に）与えること．そして，医療提供者は患者から指示を受け，その内容をカルテに記載しておかなければ，メディケア，メディケイドからの医療費の支払は行われないことになる」というものがある．

　患者が自分自身の治療について，医療提供者に指示を出すにあたっては，医療施設側も患者が判断し得るだけの情報を提供することは当然であろうが，患者自身が受け身ではなく，自ら情報と説明を積極的に求めていかなければならないといえる．

Q35 自己決定とは?

A 自分のことを自分で考え,決め,行うこと.

自己決定とは,
1. 私が考える(思考の自律)
2. 私が決める(意志の自律)
3. 私が行う(行為の自律)

ことである.

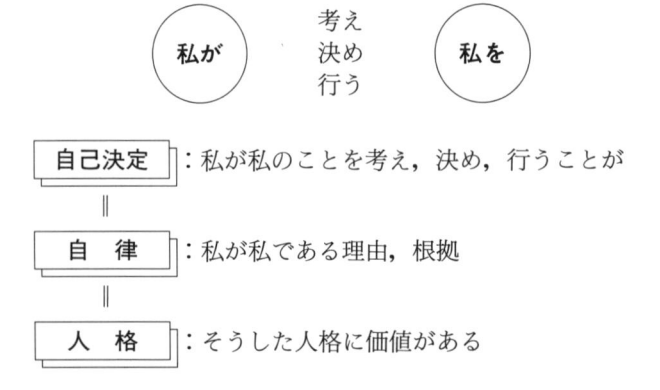

```
    ┌─────┐    考え    ┌─────┐
    │ 私が │    決め    │ 私を │
    └─────┘    行う    └─────┘
```

| 自己決定 |：私が私のことを考え,決め,行うことが
|:---:|
| ‖ |
| 自　律 |：私が私である理由,根拠
| ‖ |
| 人　格 |：そうした人格に価値がある

> コラム

患者に医療行為の決定権〜最高裁認定

　信仰上の理由で輸血を拒否する「エホバの証人」の女性信者が，書面などで「死んでもいいから輸血しないで」と明確な意志を表していたにもかかわらず，肝臓腫瘍の手術中に無断で輸血されたとして病院と医師を訴えていた裁判で，最高裁は2000年2月29日，自己決定権を尊重するために医師がどんな治療を行い，それにはどんなリスクが含まれるかを患者に説明する義務がある，としただけでなく，その自己決定権は「人格権の一内容として尊重しなければならず」「人格権を侵害した」から賠償責任がある，とした．人格権は，憲法13条（個人の尊厳）の「幸福追求の権利」から導かれる幅広い概念とされている．この判決は，自己決定権を私的な診療契約上の権利としてではなく，患者が医療行為を同意，拒否，選択する権利を憲法上の権利として初めて認めた点に大きな意味がある．今後，この判決を下敷きにして，輸血問題だけではなく，がん告知の徹底，終末期医療や遺伝子診断の在り方，新薬治験への参加，臓器移植，カルテの開示など医療の様々な領域で，患者の自己決定権の尊重が求められ，そのためにインフォームド・コンセントの実践が迫られることは間違いない．

Q36 自己決定能力とは何か?

A 結果を理解し，それを判断できる能力のこと．

自己決定能力は，
1. 結果責任能力（治療の結果に責任を負える能力）
2. 理解判断能力（利害得失を判断し得る能力）

からなる．

責任能力は15歳以上であれば持つとみなされている．その根拠は，以下の通りである．

1. **義務教育を終える**

（学校教育法22条，39条［義務教育の修了］）
2. **遺言することができる**（民法961条［遺言能力］）
3. **養子になることができる**（民法797条［養子の意思表示］）
4. **ドナーになることができる**

（臓器移植法運用指針［ドナーの意思表示］）

判断能力は民法上20歳以上とされている．しかし，婚姻した未成年者は成年と同等の能力を持ち，判断能力も持つとみなされる．ちなみに，婚姻が認められるのは，男子18歳，女子16歳からである．

しかし，判断能力を「わかる・わからない」とする理解能力と考えれば，低年齢でも理解可能な事例はある．

> **コラム**

歯科小児患者殴打事件

　歯科医師が幼児の歯の治療に当たり，開口を拒否する患者の口を開けさせるため，顔面を殴打した事案につき，
「歯科医師が幼児の治療に当たり，開口を拒否する患者の口を開けさせるため，実力を行使したとしても，治療行為に付随する正当な業務行為として刑法35条により違法性を阻却される場合」がある．「しかし，そのためには当該実力の行使が単に治療目的のためというだけでは足りず，その態様程度において社会的相当性の枠内にとどまるものであることをも必要」とすると判示している．本件では，患者は「5才児であって，歯科治療についてある程度の理解力は有していたものと考えられ，この点被告人の同児に対する説得努力は必ずしも十分とは言えない」としている（大阪高判昭和52.12.23.判時897-124）．

Q37　どんなことでも自己決定できるか？

A　原則的には何を決めるのも自由である．

　人間にとって価値は一律でない．
　ある人にとって価値があっても，他の人にとって価値があるとは限らない．
　したがって，自己決定権は自分にとっての「利害損失」を判断する権利だから，他人からみて不利益な選択をすることもある．したがって「愚行権」とも言われる由縁である．
　しかし，この自己決定権，何をしても自由ではあるが，下記の場合には制限を受ける．
　1．他者の権利を侵害する場合
　2．公序良俗に反する場合
　3．自己破壊的である場合

　ちなみに性転換，自殺，自分の腎臓の売買などが認められないのは，公序良俗に反し，自己破壊的選択だからである．

---- コラム ----

がん告知後の治療方法の選択～「自分で選びたい」68%

　自分の病気のことを詳しく知りたい，治療方法も自分で選びたいといった医療情報への強い関心と自己決定意識の高まりが，読売新聞社の全国世論調査で明らかになった．

　がんと知らされた後の治療方法の選択については，「自分で選びたい」68%が，「医師に任せたい」32%を大きく上回った．年齢別にみると，高齢層ほど「医師にお任せ」志向であるのに対し，20歳代で79.4%，30歳代で85.9%，40歳代で73.5%と若い世代ほど「自分で選びたい」と考えていることがわかる．（読売新聞1999年7月4日）

その後の治療をどうするか

（数字は%）

	医師に任せたい	自分で選びたい	答えない
20歳代	19.7	79.4	0.9
30歳代	13.2	85.9	0.9
40歳代	26.2	73.5	0.3
50歳代	33.2	66.4	0.3
60歳代	44.1	54.6	1.3
70歳代以上	56.1	41.4	2.5

Q38 自己決定権を保障するためには何をするべきか?

A 自己決定できるよう援助すること.

患者の自己決定権を保障するためには,
1. 正確かつ十分な量の情報提供
2. その情報を理解するための説明
3. いかなる強制, 強要にもよらない自発的同意

が必要である.

自己決定権を行使するには, その前提として自由でなければならない.

この場合の自由とは自己決定を「する」「しない」という自由の保障である.

「しない」自由が保障されていない場合は,
1. 選択肢のない強制
2. 自己決定の強要

になる.

―口メモ

インフォームド・チョイスとは?

インフォームド・コンセントが患者の自己決定権を保障するためのものなら, むしろInformed Choiceの方が適当という意見もある.

コラム

インフォームド・コンセントの反対意見

1. 患者は治療上の危険は知りたくないのではないか
2. 説明しても情報を理解できない患者がいる
3. 患者に自己決定権を与えても，結局は医師がやりたい治療を受けることになるので無意味
4. 情報によっては患者にショックを与えて不利益な結果をもたらす
5. インフォームド・コンセントしていると時間がかかりすぎる

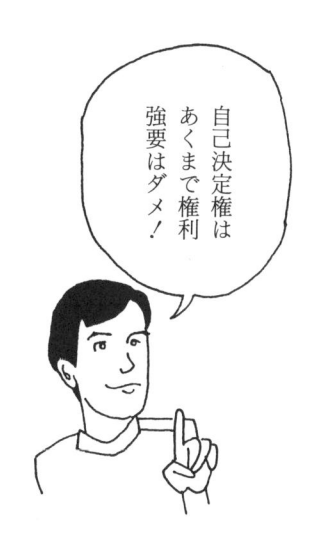

> 自己決定権はあくまで権利 強要はダメ！

Q39　患者に義務はあるか?

A　義務もある．

　医師が病状を正しく診断し，治療を行うには，患者の協力が必要である．
　その協力を義務という形にしたのが下記の3点である．
1．自己の身体に関する情報の提供（情報提供義務）
2．医師の指示を守る（協力義務）
3．治療費の支払い（診察報酬支払義務）

　患者の責任で1．，2．が守られず，事故が起こった場合，医師の責任は過失相殺されることになる．

―口メモ

コンプライアンスとは？

　コンプライアンス（compliance）とは，医師と患者との間に信頼関係ができ，医師が勧めた指示に患者が応じ，それを厳守しようとすることである．一方，ノンコンプライアンス（noncompliance）とは，信頼関係ができず，医師の指示どおりにしないことである．

---コラム---

医者にかかる10箇条

1．伝えたいことはメモして
2．対話の始まりはあいさつから
3．よりよい関係づくりはあなたにも責任が
4．自覚症状と病歴はあなたの伝える大切な情報
5．これからの見通しを聞きましょう
6．その後の変化も伝える努力を
7．大切なことはメモを取って確認
8．納得できない時は何度でも質問を
9．治療効果を上げるためにお互いに理解が必要
10．よく相談して治療方法を決めましょう

　この「医者にかかる10箇条」は，インフォームド・コンセントを患者側から普及することを願い，厚生省からの委託で㈶日本公衆衛生協会の1997年度「患者から医師への質問内容・方法に関する研究班」（主任研究者＝岩崎榮・日本医科大学常任理事）が検討，作成を進めていたものである．患者が自分の望む医療を選択して治療を受けるためには，まず「いのちの主人公・からだの責任者」としての自覚が大切である．

Q40 患者が必要な情報を提供しなかったら?

A 過失が相殺されることもある.

医師への情報提供が「故意(言いたくない)」にであれ,「過失(言い忘れ)」であれ,なされない,もしくは不十分であった時は,

1. 正しい診断を妨げる恐れがある
2. 間違った診断を引き起こす恐れがある

したがって,患者は自らの情報提供の不足によって引き起こした不利益の責任を医師にのみ負わせることはできない.

この場合,医師の過失が相殺されることもある.

しかし,情報提供を怠ったからといって医師は責任を免れるということではない.

―ロメモ―

過失相殺とは?

医療過誤における損害賠償において,患者側に何らかの不注意(過失)がある場合,賠償額の減額が講じられることがある.これを過失相殺という.

コラム

患者の情報提供義務

　平成6年3月24日，神戸地裁は，医師の問診の際の患者の情報提供義務について，「医療行為は，その性質上医師と患者の信頼関係，協同関係を基礎として行われるものであるから，患者としても誠実にできる限り正確な情報を提供すべきであり，患者が誤った情報を提供した結果，医師が診断を誤ったとしても，医学常識に照らし容易にそれが誤った情報であることが判明する場合は別として，医師の注意義務が軽減されると解する」と判示した．

　この判決では，患者側に情報提供義務があることを前提にして，過失相殺が8割にも及んだ（神戸地判平成6.3.24.判時1525-115）．

　判例上，過失相殺の対象となった患者側の過失内容としては，

1. 診療行為に対する非協力や問診事項や治療過程の症状，容態の変化の不告知
2. 医師の指示の不遵守
3. 病状の変化に即応した受診の遅延

などが挙げられている．

Q41 患者が指示に従わず症状が悪化したら?

A　医師の過失が相殺されることがある．

1．「かたいモノを噛まないように」
2．「今日は入浴しないように」
3．「薬を飲むと眠たくなるので，車を運転しないように」

といった指示を守らなかったり，副作用があるからと自己判断して薬を飲まなかった結果，

1．症状が悪化した場合
2．事故が起こった場合

医師の過失は相殺されることがある．

しかし，その指示は，

1．合理的であること
2．指示が患者に十分理解できるよう伝えられていること

を必要とする．

そして，指示を守らなかった場合の危険性について説明していなくてはならない．

コラム

患者の協力義務

　患者の協力義務について，最高裁は「およそ患者としては医師の診断を受ける以上，十分な治療を受けるためには専門家である医師の意見を尊重し治療に協力する必要があるのは当然であって……」として，患者に医師の意見を尊重し，協力すべき義務を認めている（最判平成7.4.25.民集49-4-1163）．

　しかし，宗像（1984）によると，医師が患者の苦痛や気持ちや立場に共感できなかったり，患者の行動の自主性を尊重しない時，潜在的にせよ，顕在的にせよ，強い患者の抵抗（patient resistance）に出合うことになる．それは，

1．医師への過剰な依存
2．診断否認
3．治療や検査拒否

といった反発，駆け引き，自暴自棄，自閉などの態度に示される．

　医師の共感的・支援的な態度はコンプライアンスを高めるだけでなく，患者自身のセルフケア能力の向上に有意な影響力を与える．

（宗像恒次：精神医療の社会学，弘文堂，東京，1984）

第4章

歯科医師－患者関係

Q42 インフォームド・コンセント(Informed Consent)とは?

A 患者が歯科医師から、診断や治療にあたって十分な説明を受けたうえで、それを理解、納得、同意あるいは拒否することである.

アメリカ大統領委員会生命倫理総括レポート (1983) では、インフォームド・コンセントを法律的・倫理的概念と規定し、
1. 法律的には医療侵襲の違法性阻却の要件
2. 倫理的には医師・患者による共同の意思決定としての自己決定権の保護

としている.

IC法理 　説明 — 理解 — 同意

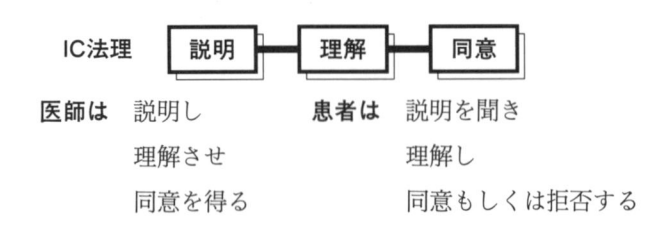

医師は　説明し　　　　　患者は　説明を聞き
　　　　理解させ　　　　　　　　理解し
　　　　同意を得る　　　　　　　同意もしくは拒否する

> コラム

アメリカ大統領委員会生命倫理総括レポート（1983）

インフォームド・コンセントに関する調査結果と結論（要約）

1. その基盤を法においているが倫理的性格を持つ
2. 相互の尊重と参加に基づいた意志決定と協力して行う過程
3. それはあらゆるヘルスケアの場面において尊重されるべきものである
4. 患者の選択は必ずしも絶対的なものではない
5. 患者にとって望ましくないという理由だけで情報を提供せずにすませるべきではない
6. 究極的には個々の医療関係者の責任である
7. 患者の協力も必要
8. 医療関係者と患者との関係の改善は教育，試験，研修を改善することでなされるべきである
9. 家族へのアプローチ
10. 医療費への加算
11. 意志決定の能力を欠く患者の場合

（厚生省医事課〈監訳〉：アメリカ大統領委員会生命倫理総括レポート〈1983〉，篠原出版，東京，1984）

Q43 何を説明したらいいか?

A 患者が自己決定するについて必要な情報のすべて.

1. 診断の正確な内容と現在の病状
2. 予定される治療の必要性
3. その治療の効果と利点
4. その治療の危険性と合併症
5. 他のふさわしい治療の代案
6. 治療を行わない場合の予後

上記6点にとどまらず,日本歯科医師会倫理規範の遵守事項には,

「歯科医師は,診療に際し,患者に事前にその方法,使用材料,費用等について十分に説明を行い,患者の承諾を受けなければならない」

とある.

一口メモ

インフォームド・コンセントの目的
1. 患者の自己決定権の尊重
2. 患者の望む人生の目標の達成
3. 患者の健康の促進
4. 医師の逸脱行為からの保護

> **コラム**

患者の知りたいこと

　歯科医師が慣例として開示している情報は，必ずしも患者が自己決定するにあたり重要である情報とは限らない．

　そこで，それぞれの患者が自己決定するにあたり必要とする情報が何であるかを知るためには，歯科医師と患者の間に率直なコミュニケーションがとられていることが前提である．

　ちなみに患者は，
1．今，何が起きているのか
2．どうして起きたのか
3．これからどうなるのか（治療を含めて）
4．どうすればいいのか（何に気をつけるべきなのか）
といったことを患者は知りたいと思っている．

　歯科医師は患者に対して，ポイントをおさえ，これらのことをきちんと説明しなければならない．1つでも欠けたら，説明としては"落第"である．

Q44 どこまで説明すればいいか?

A 説明義務の範囲まで.

説明義務の範囲については,
 1. **医師が必要と考える情報のすべて（合理的医師基準）**
 2. **患者が必要と考える情報のすべて（合理的患者基準）**
という立場がある.

症状や状況に応じて, 1.2.を併用するのが望ましい.

インフォームド・コンセントは, 患者の自己決定権を保護するためのものであり, その保護は「説明原則」に基づいている.

したがって, 同意が有効であるためには,
 1. **医師の説明**
 2. **患者の理解**
が前提となる.

どこまで説明するべきかについては,「患者の望む限り, 望むところまで」と考える意見もある（日本医師会生命倫理懇談会：『説明と同意』についての報告. 1990）.

コラム

説明原則＝サルゴ事件（1957）

　1914年のシュレンドルフ事件以来，患者の同意ということは強く主張されたが，医師による説明という点にはまだ十分な意識がなかった．

　その後，医師の説明が不十分なまま行われた患者の同意は法的に意味がなく，したがって十分な説明をしないで治療を行った医師の説明義務違反に損害賠償を求める判決が現れた．それは1957年のサルゴ事件である．これは，マーチン・サルゴが腰部からの大動脈造影検査後に起こった下半身麻痺で，患者は医師がリスクを警告しなかったのは医師の過失であると訴えた．法廷は「患者の知的な同意のために必要なあらゆる事実を開示する義務がある」とし，同意を得る際に情報を与えられていたかを執拗に追求した．この裁判では，医師の情報提供の範囲をリスクと代替手段の開示にまで拡大し，初めてインフォームド・コンセント（Informed Consent）という言葉が使われた．そして，説明義務を果たさない治療は，暴行に相当するとした．

（Salgo v. Leland Standford Jr. Univ. Bd. of Trustees, 154 Cal, App. 2d 560, 317P.2d 170（1957））

Q45 説明は医師がしなければならないか?

A　医師がすべきである．

「歯科医師でない者の歯科医業は禁止」されているので歯科医師が行うべきである．
　しかし，厚生省「歯科衛生士の資質の向上に関する検討会」（1998.11.2.）において，
「歯科診療所に従事する歯科衛生士の業務として歯科保健指導，歯の予防処置，患者の診療内容の補足的説明等を行うことができる」
との発言があり，歯科衛生士であっても患者の診療内容の補足的説明はできるとしている．
　また，医療法1条2項では，
「医師，歯科医師，薬剤師，看護婦その他の医療の担い手は，医療を提供するに当たり，適切な説明を行い，医療を受ける者の理解を得るよう努めなければならない」
としている．

> **コラム**

インフォームド・コンセントの普及のために

　厚生省は「インフォームド・コンセントの在り方に関する検討会」報告書（1995）において，インフォームド・コンセントの普及のために次のような提言をしている．

医療従事者側の取組み	①患者・医療従事者間のより良いコミュニケーション成立への努力 ②医療従事者間の共通認識の確保 ③チーム医療の充実 ④医療提供施設全体としての取組み
組織的，制度的な取組み	①卒前・卒後教育の充実 ②医療従事者からの効果的な説明方法の確立及び説明資料の充実 ③普及・啓発
患者・家族，国民に望まれること	①病気になった時に選択する医療や生き方について日頃から自分の意思を持つこと ②医療従事者に遠慮なく尋ねる態度を身につけること

Q 46 説明は口頭でもいいか？

A　口頭のほか，文書，ビデオ等の方法でもよい．

説明は，患者に理解してもらうために行うものであるから，適切な方法を選択すべきである．

1．**口頭**
2．**文書**
3．**パンフレット**
4．**ビデオ**

など，いずれが適切かは，その患者の症状，治療方法，患者の資質にもよる（日本医師会生命倫理懇談会：『説明と同意』についての報告．1990）．

しかし，画一的な文書情報はあくまでも補助的とすべきである．

さらに，説明した内容は，

1．**患者の意思の確認のため**
2．**医療サイドの意思統一のため**
3．**医事紛争防止のため**

常にカルテに記載しておくことが望ましい．

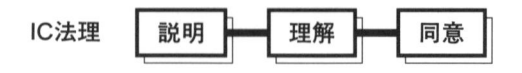

IC法理　| 説明 | → | 理解 | → | 同意 |

---- コラム ----

方法による情報の伝達量の差

郵政省の調査によると，1分間に文字なら300字，絵なら2,000字分伝達できるという．また，人間は情報収集全体の11％を聴覚で得ているが，視覚はなんと83％である（教育機器編集委員会編「産業教育機器システム便覧」日科技連出版，1972）．

つまり，説明に際して図やシェーマを用いれば，同じ時間ならより多くの情報量を，同じ情報なら短時間で伝達できることになる．

さらに，USA SOCONY OIL研究所とNASAの研究によると，時間経過に伴う記憶残存率は，下表のようになる．これは現状の「3時間待ち3分間診療」を打破する一つの手がかりになるのではないだろうか．

	3時間後	3日後
視覚のみ	70%	10%
聴覚のみ	72%	20%
視聴覚	85%	65%

Q 47　説明しなかったらどうなるか？

A　説明義務違反として，同意は無効になる．

　診療契約（準委任契約）における医師の債務（義務）として，
　1．説明して患者から同意を得ること
　2．医療水準に即した診療を行うこと
　3．善管なる管理者として注意を払うこと（善管注意義務）
があげられる．
　したがって，説明をしないことは債務不履行（義務違反）になる．
　正当業務行為（刑法35条）の要件では，
　1．病気の治療を目的にしていること
　2．医学的に承認された手段，方法に従うこと
　3．患者の同意があること
からしても，説明のない同意は無効であり，正当業務行為にならない．つまり，侵襲は違法な傷害行為になる．

```
説明 ― 理解 ― 同意
```

> コラム

患者への情報提供は診療行為

　インフォームド・コンセントの制度化ないし法制化に向けた動きは，すでに始まっている．

　1996年度以降の診療報酬改定で，厚生大臣の諮問機関である中央社会保険医療協議会（中医協）は，患者に対する十分な情報提供に点数をつけ，

1. **医薬品に関する情報提供**
   （処方した薬やその効能に関する説明）
2. **入院治療計画に関する情報提供**
   （診断病名や治療期間など治療計画に関する説明）
3. **老人の退院指導計画に関する情報**
   （退院後のケアに関する説明）

を文書で患者本人に行った場合に，診療行為として医療費が支給されるとした．

　これは厚生省が初めて，患者への情報提供を診療行為の一環として認めたことを意味するもので，画期的な制度といえる．まさに，インフォームド・コンセントは語る時代を脱皮し，実践する時代を迎えたのである．

Q 48 説明が不十分だったら?

A 医師は説明義務違反に問われる.

インフォームド・コンセントは,説明・理解・同意で成立する.説明は同意の前提であり,患者には,医療水準にかなった治療の説明を受けられるという期待権がある.

したがって,不十分な説明では,たとえ患者の同意が得られたとしても,その同意は無効であり,医師は説明義務違反に問われる.

このところインフォームド・コンセントに関する訴訟で最も多いのが「説明不十分」で,「十分」の判断には医師・患者の間にズレがある.

一口メモ

医学の情報量は毎年1.6倍の割合で増えている⁉

医学の情報量は毎年1.6倍の割合で増えている.単純な計算では,1980年の情報量を1とした場合,2000年の情報量は1万倍となる.したがって,歯科医師が説明義務を負うとしても,患者にすべての情報を伝えることは不可能では?

(佐々木勘:医学教育改革の背景.医学教育27(4):259-62, 1996)

---- コラム ----

詳細な説明は患者のコンプライアンスを向上させる⁉

室原ら（1991）は，高血圧患者を対象に各患者に処方された降圧剤について，薬効と最小限の副作用情報のみの簡単な説明書(A)と，飲み方や副作用まで書かれた詳細な説明書(B)のいずれかを手渡し，次回受診時にアンケート調査をした．

それによると，簡単な説明書の方では「この程度なら知っていた」という消極的不満が多く（A24％ VS B11％），逆に詳細な説明書の方では，不安が生じやすい（A4％ VS B20％）という結果であった．

ただし，詳細な説明書の方がよく読まれ（A56％ VS B68％），コンプライアンスの改善に役立った（A25％ VS B55％）としている．

したがって，不安は必ずしもコンプライアンスの悪化に結びつかず，有用な情報が記載されていれば，かえってコンプライアンスが改善すると報告している．

（室原昌洋，西端善広，浜六郎，別府宏圀ら：「患者用薬剤説明書」の効果に関する多施設共同調査：病因薬剤師学会，第12回近畿学術大会，1991年2月）

Q49　特定の治療方法に偏った説明をしたら？

A　治療の強要であり，患者の自己決定権の侵害となる．

医師が行いたい治療方法をすすめる時は，
1．メリットを強調し，
2．デメリットを説明しない．
逆に，医師が望まない治療方法については，
1．メリットを説明せず，
2．デメリットを強調する．

治療方法の利害得失について患者自ら判断するのが自己決定であり，自己決定の援助をするのが医師であるならば，情報開示に医師の恣意が入ってはならない．

なお，説明義務は，選択した治療方法のみならず，他の治療方法の必要性や適応を否定した理由にも及ぶ，との報告もある（日本医師会第Ⅳ次生命倫理懇談会：医師に求められる社会的責任．1996）．

コラム

説明義務の範囲は？

判決事例としては,「歯科診療がその対象としている部位が外貌に影響を与えるものであること及び他の医療分野と異なり治療方法の選択につき患者が意見を述べ自己決定する度合いが高いことから考えて,診療を行う歯科医師としては……右治療の結果が患者の外貌に及ぼす影響についても充分に説明をし,その意思を確認して治療にあたるべき注意義務を負う場合のあることは否定できない」とある（横浜地判昭和58.10.21.判時1094-85）.

また,最近話題になるインプラントは未だ研究段階にある未確立な先進医療技術のひとつである.歯科医師が一般臨床でこのインプラントを患者に使用するためには,次の3つの要件が必要である（東京地判平成5.12.21.判時1514-92）.

1. 他の治療方法を検討すること
2. 患者にインプラントの危険性を周知させて十分に協議すること
3. 慎重に判断すること

この要件のうち,「危険の周知,患者との十分な協議」という要件こそが,最も重要！

Q50 虚偽の説明をしたら?

A 同意は無効になる.

説明は同意の前提であるが,
1. 説明しない
2. 不十分な説明
3. 偏った説明
4. 虚偽の説明

の場合,同意は無効になる.

しかし,説明はいつも「真実告知 (truth telling)」であるべきとは限らない.
1. 患者本人が知りたくないと望んでいる場合
2. 知らせることが患者にとって明らかに不利益を生じさせる場合

つまり,「善意の欺瞞 (venevolent deception)」が必要と思われる時には,虚偽の説明も許される.

しかし,その場合には法定代理人等(配偶者,親,子)に説明しておくことが望まれる.

説明 ― 理解 ― 同意

> コラム

「治療」に名を借りた人体実験＝タスキギー事件

　1972年に明らかになったタスキギー事件とは，1934～72年にかけてアラバマ州タスキギーで，約600人の黒人梅毒患者を対象にアメリカ連邦政府公衆衛生局（PHS）が，梅毒の「自然経過」を知るために，患者には「無料の」治療を行うと虚偽の医学的説明をして，実際には40年間にわたって積極的な治療処置は一切行わず，さらに患者の死後，データ作成のため解剖を行うという「治療」に名を借りた悪質な人体実験のことである．

　しかし皮肉にも，このタスキギー事件が契機となって，アメリカでの医学的研究被験者の人権擁護の声が高まり，バイオエシックス関連の委員会や制度化（倫理委員会など）が進展したのである．タスキギー事件は，アメリカにおけるバイオエシックス公共政策の形成に最も大きな影響を与えた事件と言える．

Q51 説明しなくていい場合はあるか?

A 緊急状態.

それ以外にも,説明を省略してもよい場合として,
1. 説明することが害となる場合
2. 知りたくないと言っている場合
3. 誰もが知っているようなこと
4. 患者が専門的な知識を持っている場合
5. 再発の場合
6. 慢性疾患の場合

がある.

しかし,緊急状態の場合を除いて,説明を省略できても同意はあくまでも必要である.

```
説明 ─ 理解 ─ 同意
```

> ── コラム ──

歯科医療は緊急性が低い？

　一般的にいって緊急を要する治療行為については，医師の説明義務は軽減されると考えられている．しかし，歯科医師が緊急に手術等の治療をしなければならない場合は比較的少ない．

　したがって，歯科医師には，患者に十分な説明をすることが可能であり，緊急性を理由に説明義務が軽減されることは稀なことといえる．

　さらに，最近ではインプラントが治療方法のひとつとして導入されている．しかし，インプラントは未だ研究段階にある未確立な先進医療技術のひとつであり，それは保険診療でなく費用も高額となるため紛争になりやすい．実際にその選択および施術に過失があるとして，3,000万円を超える損害賠償を認めている（東京地判平成5.12.21.判時1514-92，東京地判平成6.3.30.判時1523-106）．

　そこで，治療法の選択については，たとえ患者が一度同意をしたとしても，時間をあけて再度同意の確認をするべきではないだろうか．

Q52 患者に「知っているから説明はいらない」と言われたら?

A 説明は不要だが、同意は必要である.

インフォームド・コンセントは、説明・理解・同意で成り立っている.

同意のない侵襲は違法性が阻却されず、正当業務行為にならないから、同意はあくまで必要である.

説明を省略していいケースとしては、

1. 患者が歯科医師や歯科衛生士のように専門的な知識を持っている場合
2. 慢性疾患（歯周疾患等）で患者自身が病状をよく知っている場合
3. 再発で患者自身が病状をよく知っている場合

であり、かつ患者が「説明はいらない」としている場合である.

インフォームド・コンセントを全く必要としないのは、

1. 緊急状態
2. 法に定めのある場合

である.

説明 ― 理解 ― 同意

---- コラム ----

患者の希望に沿った形での情報提供

　GrigisとSanson-Fisher (1995) は，インフォームド・コンセントの基本となる患者の自己決定権は「知りたくない権利」「聞きたくない権利」をも内蔵するものであり，パターナリズムの象徴として「なにも聞かずに，ただ医師に任せればよろしい」という立場のnondisclosureという方法を患者の自己決定権という立場から批判する一方，なんでもかんでも全て伝えれば良いというfull disclosureについても，これがパターナリズムの裏返しの行動に過ぎないと批判している．

　そして，患者の希望に沿った形での情報提供を目指すindividualized disclosureの実行を薦めている．この方法は，医療者が患者の希望に従い情報を与えればよいというものである．例えば，がんと診断された患者に対し「あなたは胃がんで，あと半年の命です」と一律に病名と余命の告知をするというよりは，病名も余命も，本人が聞きたい場合に伝えればよいという考え方である．これは，患者となった人々に，多少の精神的余地を残している．

(Grigis A, Sanson-Fisher RW. Breaking bad news:consensus guidekines for medical practitioners. J Clin Oncol 13:2449-2456, 1995)

Q53 患者が「説明を聞きたくない」と言ったら?

A 患者には「知らされない権利」もある.

患者には,
1. 知る権利
2. 知らされない権利

がある.

説明を聞きたくないと意思表示をした患者に,あえて説明をした場合,プライバシーの侵害になり,それによって受けた精神的苦痛に対して損害賠償の請求をされることもある.

なお,がん告知については,
1. 告知の目的がはっきりとしていること
2. 患者・家族に受容能力があること
3. 医師及びその他の医療従事者と患者・家族との関係がよいこと
4. 告知後の患者の精神的ケア,支援ができること

以上の条件が整った場合にのみ可としている(厚生省,日本医師会編:がん末期医療に関するケアのマニュアル.1989).

―― 一口メモ ――

第47回世界医師会総会「リスボン宣言」（1995）
「患者は他人の生命の保護のために必要でなければ，自己の確かな要求であっても知らされない権利をもつ」

WHO「ヨーロッパにおける患者の権利の促進に関する宣言」（1994）
「患者は明示的に要求した時には，知らされない権利を有する」

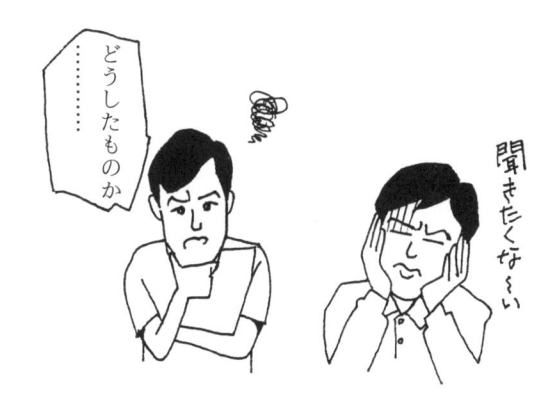

Q54 患者に「お任せします」と言われたら?

A 適切な治療をすればよい.

患者が「お任せします」と言った場合,それはインフォームド・コンセントが不要ということを意味しないし,何をしてもいいという「包括的同意」ではない.

最善の治療方法の選択を医師に一任する,というだけであり,違法性阻却のために同意はあくまで必要である.

その際,患者の「お任せします」は,自己決定権放棄(一任)の自己決定(自己決定権の行使)と考えるのが妥当である.

なお,患者が「お任せします」と言った場合,医師は,profession(医療専門職)として適切な治療を患者に提案し,同意を得て治療を行えばよい.

```
説明 ― 理解 ― 同意
```

コラム

なぜ説明してもらわないのか？

　読売新聞社の全国世論調査によると,「説明してもらっていない」と答えた人が33％いた．さらに,その人に,その理由を聞いた結果は,以下の通りである．

医師にすべて任せている	47.4%
忙しそうで聞けない	30.3%
聞いても理解できない	21.1%
面倒だから	16.5%
機嫌を損ねそうで聞けない	16.1%
聞いても教えてくれない	10.1%
病状を知るのが怖い	4.1%
その他	2.7%
答えない	1.1%

（読売新聞1999年7月4日）

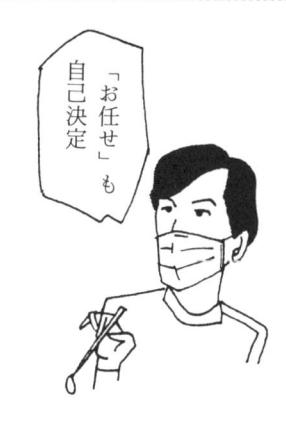

「お任せ」も自己決定

Q55 説明することが患者に悪影響を及ぼすと思われる場合は?

A 説明すべきでない.

真実を告げることによって,
 1. 患者に生きる希望を失わさせる
 2. 患者を過度の不安に陥らせる
場合がある.

したがって, 医師は真実の告知が患者にとって悪い影響を与えそうなら告知すべきでない.

しかし, 患者にとって悪い影響があるかどうかの判断は難しい.

さらに, 患者に悪い影響があった場合でも, 真実の告知を求めていないかどうかの判断はなお難しい.

したがって, 厚生省, 日本医師会編「がん末期医療に関するケアのマニュアル」(1989) による条件をクリアしているかどうかを判断の基準にするのが望ましい.

なお, 患者に告知しなかった場合は, 患者の法定代理人等 (配偶者, 親, 子) に説明して同意を得る.

コラム

がん告知の是非

　1996年1年間の自殺者は全国で，23,104人であり，自殺の動機で最も多かったのが，病気や体の障害を苦にした「病苦」で，全体の38％（8,777人）を占める（日本経済新聞1997年6月25日，1996年警察庁まとめ）．

　また，一般の自殺者（10万人に20人程度）に比し，がん患者の自殺は6倍も高い（朝日新聞1989年11月14日，埼玉県立がんセンター病院13年間のデータ）．

　そして，厚生省大臣官房統計情報部（1994）によると，医療の現場では，1992年3月又は4月に死亡した40歳以上65歳未満のがん患者のうち22.5％しか医師から病状等の説明を受けておらず，医師が患者に「がん」であることを告げない場合が多い（厚生省大臣官房統計情報部編：働き盛りのがん死．南江堂，東京，1994）．

　がんの告知義務を否定した判例（最高判平成7.4.25.判時1530-53）では，胆のうがんの疑いにつき医師が患者とその家族に対して，真実と異なる病名を告げた事案につき，「精神的打撃と治療への悪影響を考えて，がんの疑いを告げず，重度の胆石症と説明して入院させようとしたのはやむを得ない措置であり，不合理であるということはできない」としている．

Q56 患者が理解したかどうかを確認するには?

A 説明の方法を変えて確認する．

　informedは，一方通行の「通知（information）」ではなく，「説明と理解」が含まれている．

　患者は説明を聞き，理解したのち利害得失の判断をする．したがって，説明は理解を求めるためのもの，理解できるような説明でなくてはならない．

　真の理解をすすめるためには，患者に質問の機会をつくることであり，患者が質問を理解したかどうかの目安になる．

　そして質問しやすいようにclosed questionではなく，open questionを行うようにする．

―口メモ―

closed question と open question

「痛みはありますか」「いつ頃から痛みますか」というように，特定の情報を得るための質問はclosed questionという．それに対して「今日はいかがなされましたか」「入れ歯の調子はどうですか」というように患者の気持ちが表現しやすいような質問をopen questionという．

--- コラム ---

Get The Answers（答えてもらおうよ）

　インフォームド・コンセントが定着しているアメリカでは，医療関係者が提唱している運動で，処方された薬について患者が積極的に質問して医療者に答えてもらい，納得してから薬を服用しようという"Get The Answers（答えてもらおうよ）"という運動がある．それを呼びかけるポスターには，

1．薬の名前と作用は？
2．どのように，いつ，そしていつまで飲むのか？
3．薬を飲んでいる期間中に避けなくてはならない食べ物，飲み物，他の薬あるいは行動は？
4．副作用はあるか，起こった時はどうすればいいのか？
5．薬について文書になった情報はあるか？

といった5つの質問事項が書かれている．

　　　　　　　（片平洌彦：構造薬害．農山漁村文化協会，1994）

　薬害や副作用から身を守るために，せめて薬の名前，作用，副作用を知ることは，患者の最低限の権利ではないだろうか．

Q57 説明しても患者が理解できない場合は?

A 理解できるように説明する.

　患者は年齢,教育,意識,知識の程度を含めて一律ではない.また,医師の用いる言葉は難解な専門用語で,しかも患者に理解できるかどうかの配慮が十分でない場合が多い.

　しかし,説明した内容が患者に理解されなければ,患者の自己決定権を行使する前提にならない.

　そこで,

1. 15歳くらいの子どもがわかるような言葉で
2. 専門用語を用いないで言い換える
3. 定型的な病状・治療についてはパンフレット・ビデオを用いる

（日本医師会生命倫理懇談会:「説明と同意」についての報告. 1990）

4. 歯科衛生士に補助を求める

ことが必要である.

> ## コラム
>
> **アメリカ厚生省「診療ガイドライン」**
>
> アメリカ厚生省の医療政策研究所（AHCPR）が作成している診療ガイドライン（Clinical Practice Guideline）は，3分冊からなり，1冊は正式な手引書（診療ガイド）で，あと2冊はそれぞれ「臨床スタッフのためのコンパクトガイド」と「患者ガイド」という簡便なものとなっている．また，一般消費者を対象にした「患者ガイド」は平易な言葉で書かれているので，医学的な専門知識がなくても分かりやすく，患者の満足度を高める上でも有効な手段となっている．

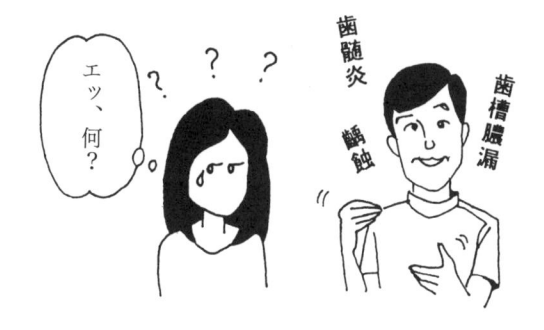

Q 58 説明してもわからない人の場合は?

A 患者を保護すべき立場にある者に説明する.

「わからない人」とは,判断能力に欠ける者のことを言い,
 1. 未成年者
 2. 痴呆性老人
などである.

民法上,未成年者は責任能力がないとみなされているが,結婚をした場合(男子18歳,女子16歳)は成人としての能力を持つとみなされる.

判断能力に欠ける者には,法定代理人等(配偶者,親,子)から代わって同意を得る.

一口メモ

法定代理人とは?
 1. 未成年者の親権者ないし後見人
 2. 禁治産者の後見人
 3. 準禁治産者の保佐人

ただし,2000年4月から施行された成年後見制度では,現行の「禁治産」「準禁治産」の呼称を「後見」「保佐」に改めるとともに,新たに軽度の痴呆症などを対象にした「補助」類型を創設する.

コラム

理解・判断能力の基準は？

判断能力は「あり」「なし」という二分法ではなく，意識不明といった判断無能力から完全な判断能力までのいくつかの段階を有する．Rothら（1977）は，インフォームド・コンセントに関する判断能力の要素として，

1. 同意・不同意の選択の明示
2. 選択結果の合理性
3. 選択理由の合理性
4. 理解力
5. 実際的理解

をあげている．

これらは1.が提示された治療法に「はい」「いいえ」の意思を明示できればよいというレベルから，5.の開示された個々の情報についての実際的に理解するというレベルまで連続しているというものである．

したがって，それぞれの臨床場面によって，判断能力がどのレベルまで必要か，患者はどのレベルまであるかを確認しながら，判断能力の基準を決めなければならない．

(Roth LH, Meisel A, Lidz CW : Tests of competency to consent treatment. Am J Psychiatry 134:279-84, 1977)

Q59 未成年患者への説明は必要か?

A 未成年者でも説明すべきである.

　未成年者は責任能力がないとみなされているが,理解能力に欠けているわけではない.
　理解能力を医師の説明が「わかる・わからない」能力と考えれば,15歳以上にはあるとみなしてよい.
　しかし,15歳の誕生日を境に突然理解能力が備わるわけではないので,15歳未満でも理解できると思われる場合は説明をすべきである.
　判例では,5歳児に歯科治療についてある程度の理解能力があるとした事例もある(大阪高判昭和52.12.23.判時897-124).

―ロメモ―

歯の衛生週間

　6月4日から10日までの1週間は歯の衛生週間である.「8020運動」として,80歳になっても20本の歯を保てるようにするための運動展開を図っている.代表的な歯科疾患であるう蝕や歯周病の罹患には,個人差が大きい.このため,乳幼児の頃から発育の加齢段階に応じた歯科保健管理が必要である.

コラム

理解能力は何歳から!?

一般的に小児の精神発達段階をみると，3歳児で自我の芽生え，5歳児では成人と同じ種類の情動の発達があり，理解能力についてもかなりの発達があると思われる．

これを根拠として大阪高裁は，5歳児が歯髄炎治療のため歯科医院で受診した際，開口を拒む子どもに対して平手で頬を殴打して無理やり開口させた事例で，「5歳児であって，歯科治療についてある程度の理解力は有していた」とし，子どもに対して説得努力が不十分であると判示している（大阪高判昭和52.12.23.判時897-124）．

判断能力の年齢基準をどのように考えるかについては，これまでのところ定説はない．しかし，臓器移植法（1997）のガイドラインでは，民法に基づいた遺言が可能な年齢（15歳以上）を参考に，意思表示の有効年齢を15歳以上と規定している．したがって，実務的には，少なくとも義務教育年限が終了する年齢である15歳以上の未成年者については，インフォームド・コンセントの対象となるのは患者本人であると考えるべきではないだろうか．

Q60 痴呆症患者への説明は必要か?

A 保護すべき者から同意を求める.

痴呆症患者は,
 1. 判断能力
 2. 意思決定能力
 3. 責任能力
が不十分,あるいはない者とみなされる.

したがって,痴呆症患者の場合は,法定代理人等(配偶者,親,子)に説明し代理の同意を求めるべきである.

しかし,痴呆症患者には説明すべきでないとか,必要ないと言っているのではなく,できるだけ患者本人に説明して同意を求めるようにすべきである.

―口メモ―

痴呆性老人激増,現在約130万人!?

　日本の人口の高齢化に伴い,痴呆をもつ高齢者(痴呆性老人)も激増し,その数は現在約130万人にのぼると推定されている.このうち,精神科での治療を要する随伴精神症状・問題行動を有する痴呆症患者は約9%,10万人前後と推定される.

> コラム

「判断能力低下」保護幅広く，成年後見改正法

　介護保険制度の開始に合わせて2000年4月から施行された成年後見制度は，痴呆症や知的障害などで判断能力が低下した人を保護することをねらいとしている．

　新制度では，差別的響きがあるといわれる現行の「禁治産」「準禁治産」の呼称を「後見」「保佐」に改めるとともに，新たに軽度の痴呆症などを対象にした「補助」類型を創設し，保護の対象を拡大した．本人の自己決定権を尊重するため，痴呆症などで判断能力が低下する前に本人が後見人を指定し，公正証書で契約しておくことができる「任意後見制度」も創設される．

　また，プライバシーを保護するため，成年後見制度適用の宣告を受けた事実の戸籍記載を廃止して登記制とするほか，公正証書遺言を手話通訳か筆談で作成することも認めている．

Q61 同意がなかったら?

A 正当行為にならない.

患者の同意がない場合は,インフォームド・コンセントが成立したとは言えない.

そして,患者の同意なしに治療をした場合は,たとえ治療目的であっても,それは診療契約(準委任契約)上の医師の債務(義務)である,

1. 説明して患者から同意を得ること
2. 医療水準に即した診療を行うこと
3. 善管なる管理者として注意を払うこと(善管注意義務)

に対する債務不履行,不法行為として損害賠償が請求されることになる.

また,正当業務行為(刑法35条)の要件である,

1. 病気の治療を目的にしていること
2. 医学的に承認された手段,方法に従うこと
3. 患者の同意があること

からしても,不法な侵襲として傷害罪に問われることになる.

説明 — 理解 — 同意

---コラム---

同意原則＝シュレンドルフ事件（1914）

　患者は手術を拒否していたにもかかわらず，医師が麻酔による検査後に，患者の同意のないまま子宮筋腫の手術をしてしまったという事件である．法廷で争われ，患者側が勝訴した．

　カードゾー判事は次のような意見を残している．「成人に達し，健全な精神をもつすべての人間は，自分の身体に何がなされるべきかを決定する権利がある．したがって，患者の同意なしに手術する主治医は暴行を犯すことになり，その損害への責任を負う」

　この判決以後，アメリカでは医師は患者の同意がなければ勝手に治療行為をしてはいけない，ということが認識されるようになった．

(Schloendorff v. Society of New York Hosp., 211 N. Y. 125, 105 N.E. 92, 93 1914)

Q62　同意は誰から得ればいいか?

A　患者本人から得なくてはならない．

同意を得る順位は，次のとおりである．

1. **患者本人**

    同意はあくまでも患者本人から得るべきである．

    患者から得なくてもよい場合とは，

    (1) 緊急状態

    (2) 法律に定めのある場合

    に限られる．

2. **法定代理人等（配偶者，親，子）：代理同意**

    患者本人に代わって代理の同意が認められるのは，

    (1) 緊急状態

    (2) 患者が判断能力を持たない者

    (3) インフォームド・コンセントが患者の害となると思われる場合

    (4) advance directive（終末期での第三者への権限委任の事前指示）がある場合

3. **医師：推定同意**

    「ためらえば危険」な状態の時には医師が患者に代わって「患者ができたらするであろう」意思を推定して治療を行う．

> コラム

代理同意 (proxy consent)

　法律上，無能力者とは，自分自身のために正当な判断を下せない者をいい，

1. 意識混濁等によって自己決定能力のない患者（緊急状態）
2. 民法上契約の主体として債務能力をもたない患者（未成年，痴呆性老人）

のことである．

　民法上契約の主体として債務能力をもたない患者でも，歯科治療のさし迫った必要性や，治療を契約したことによる結果を理解することは十分可能である．しかし，一般的にいえば，歯科治療の同意は，法定代理人等から得られなければならない(代理同意)．ただし，その場合も代理同意は公序良俗に従い，社会通念上その患者にとって有効，有益な方法，範囲に限定され，患者の生命に専断的な権利を持たない．

　なお，直ちに治療をしないと患者にとって重大な危険性をはらんでいるような救急処置に関しては，同意は必要ない．この場合は，患者がたとえ能力者であっても，必要な治療に同意するだろうということを示唆している（推定同意）．

Q63 同意が無効になる場合とは?

A 説明しなかったり，不十分な説明で同意を得た場合など．

同意が無効になる場合とは，
1．説明しなかった
2．説明が不十分だった
3．虚偽の説明をした
4．同意を得たと思ったが，得られてなかった
5．同意能力のない人から同意を得た場合

のいずれの場合であれ，診療契約（準委任契約）は成立しないし，正当業務行為にならない．

説明 ― 理解 ― 同意

コラム

「説明を受けている」62%〜全国世論調査〜

読売新聞社の全国世論調査によると，医師や薬剤師に，診療内容や薬の効果・副作用などについて「きちんと説明してもらっている」という人が62%を占め，「説明してもらっていない」33%を大きく上回った．「説明してもらっている」は前回の1997年調査（50%）に比べて12ポイント増．1997年4月から，薬剤師に医薬品の説明が義務づけられたことも，影響していると見られる．

(読売新聞1999年7月4日)

医師からきちんと説明してもらっているか

	96年	97年	99年
答えない その他	5.4	4.4	3.7
説明してもらっていない	2.7 / 53	0.7 / 45.2	1 / 32.9
説明してもらっている	38.9	49.7	62.4

（数は%）

Q64 未成年者であっても同意は必要か?

A 15歳以上であれば得ておくべきである.

自己決定は,
1. 私が考え（思考の自律）
2. 私が決め（意思の自律）
3. 私が行う（行為の自律）

ことであるのなら，未成年者といえども説明し，同意を得ることは必要である.

日本では，未成年者から同意を得ることは一般的ではないが，児童の権利条約が1989年に国連総会で採択され，日本でも1994年に批准していることから，少なくとも15歳以上であれば説明をして同意を得ておくべきである.

一口メモ

児童の権利条約12条［意見を表明する権利］
　締約国は，自己の意見を形成する能力のある児童がその児童に影響を及ぼすすべての事項について自由に自己の意見を表明する権利を確保する．この場合において，児童の意見は，その児童の年齢及び成熟度に従って相応に考慮されるものとする．

> コラム

未成年者からはインフォームド・アセントを

ベニスでの第37回世界医師会総会（1983）ではリスボン宣言に「未成年者からもインフォームド・コンセントを得なければならない」という指針を加えている．

インフォームド・コンセントの先進国アメリカの場合，子どもの同意については，アメリカ小児科学会（1976，1995）からガイドラインとして発表されている．患者が7歳以上ならば同意書にサインをしてもらうように定めている．しかし7歳ぐらいで本当のインフォームド・コンセントがうまく行えるかという問題がある．そこで，成人のコンセント（consent）とは区別して，7～14歳の子どもからは署名入りのコンセントは得られないが，医療内容をわかりやすい言葉で説明し，了解してもらう，つまりアセント（assent）を得るべきであると言われている．また，15歳以上の子どもからはコンセントを得ることが勧められている．

Task force on pediatric research, informed consent and medical ethics, consent（Pediatrics 18:255-260, 1976）
Informed consent, parental permission, and assent in pediatric practice（Pediatrics 95:314-317, 1995）

Q65 同意の確認は?

A 口頭および文書による.

同意が必要な場合とは,
 1. **手術の必要ない場合**
 2. **手術が必要な場合**
 3. **手術ができなくて内科的処置のみを行う場合**
に分けられる.
 1.の場合には,
  (1) 口頭による同意
  (2) 黙示の同意（たとえば, 黙って口を開ける）
 2.3.の場合には,
  (3) 文書による同意
を得ておくべきである.

患者は, 診療を目的にしている. したがって,「積極的に診療を拒否する意思表示」がない限り同意があるとみなしてよい.

なお, 同意書を作成する場合は, 歯科衛生士の立ち会いおよび患者の署名を求めるなどして客観性, 公平性を保つことが望ましい.

> コラム

誓約書の効力

わが国の病院の慣行として,入院または手術の際に患者から提出させる,手術の結果について一切異議を述べない旨の「誓約書」の効力については問題がある.

誓約書については,

1. 診療内容を個別化し,同意を書式にしておいた場合,証明書類として有効
2. 医師の最善の努力にもかかわらず不測の事態が生じた際に,苦情を言わないとする内容の誓約書は法的に無意味
3. 過失による不測の事態の発生も含めた免責特約としての誓約書については無効

とするのが通説.2.や3.の場合については「例文解釈」および「公序良俗違反」により,そのような誓約書の無効が確定しており,今日,患者の同意は当然視されており,個々の同意の範囲が問題となっているにすぎない(最判昭和43.7.16.判時527-51).

Q66 同意が必要ない場合とは?

A 緊急状態の場合．

同意が必要ない場合とは，
1. 緊急状態の場合
2. 法に定めのある場合
    [3歳児（母子保健法），就学時（学校保健法）などの歯科健康診断]

である．ためらえば危険な状態であれば，患者の救命に最善を尽くすべきである．その場合，医師は，
1. 緊急事務管理（民法698条）
2. 緊急避難（刑法37条）

に基づき，患者の同意なしに，その危険を回避するために必要な治療を行うことができる．

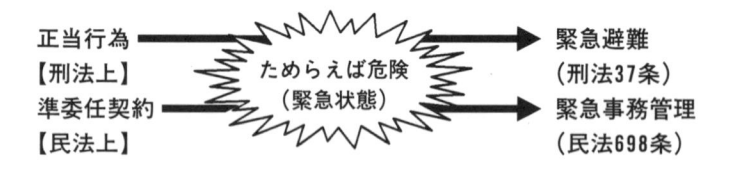

```
正当行為   ──→              ──→  緊急避難
【刑法上】      ためらえば危険         （刑法37条）
              （緊急状態）
準委任契約 ──→              ──→  緊急事務管理
【民法上】                           （民法698条）
```

【関連法規】

民法698条［緊急事務管理］

　管理者が本人の身体，名誉又は財産に対する急迫の危害を免れしむる為に其事務の管理を為したるときは悪意又は重大なる過失あるに非ざれば之に因りて生じたる損害を賠償する責に任ぜず

刑法37条①［緊急避難］

　自己又は他人の生命，身体，自由又は財産に対する現在の危難を避けるため，やむを得ずにした行為は，これによって生じた害が避けようとした害の程度を超えなかった場合に限り，罰しない．ただし，その程度を超えた行為は，情状により，その刑を減軽し，又は免除することができる．

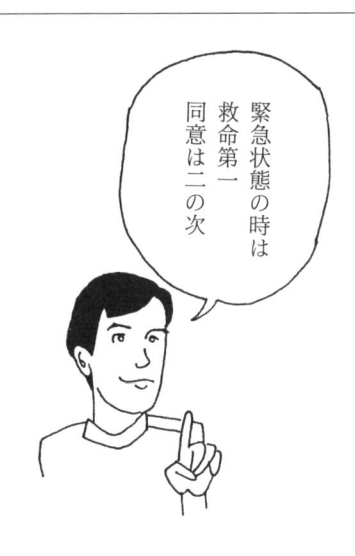

> 緊急状態の時は救命第一　同意は二の次

Q67 患者が医師のすすめる治療方法を拒否したら?

A 患者の自己決定に従うべきである.

患者の自己決定権は,「自らの身体処分」に関し,利害得失を判断する権利である.

自己決定権は「愚行権」とも言い,不利益を選ぶのも自由である.

しかし医師は,

1. **最善と思われる治療方法をすすめる**
2. **拒否された場合には次善の方法をすすめる**

その際,「すすめ」には,

1. **強制**
2. **強要**
3. **脅迫**

があってはならない.

なお,あえて患者が医学的に予測される不利益な治療方法を選択した場合には,「転院のすすめ」も選択肢の一つになる.

コラム

インフォームド・ディセントへの対応

　治療や検査に同意しない，あるいは拒否する患者には，どう対処すればいいのだろうか．

　そのため，アメリカでは1977年にInformed Dissent（説明された上での不同意）やInformed Refusal（説明された上での拒否）に対応するため，Uniform Informed Dissent Disclosure Act（通称ディセント法）が制定された．このディセント法のもとでは，同数の法律家と医師によって全国的なパネルが構成され，毎年診断テストを調査し，その一覧表とそれに付随する危険性の一覧表が作成され，州統一法や医学雑誌のなかで公表される．そして，このディセント法によると，このような表を使って医師が説明しても，患者が不同意を示した場合には，患者もしくは患者の代理人は，不同意の書面に署名を求めることになるとしている．そして，この署名は訴訟が提起されれば，患者が診断テストを拒否したことを立証する証拠となるのである．訴訟国家アメリカならではの法律である．

Q68 治療中に新たな病巣を発見したら?

A 「ためらえば危険」でなければ改めて同意を得る.

診療当初は,その範囲は通常,概括的なものである.
しかし,診察の結果,
1. 罹患部位の特定
2. その部位の治療のための患者の同意

によってはじめて診療の範囲が限定される.

インフォームド・コンセントで重要なことは患者が同意することであるから,患者からインフォームド・コンセントを得た以上は,

1. **治療は患者の意思に基づいて行う**
2. **患者が同意しない治療は行わない**

緊急状態の場合を除いて,当初予定された診療範囲を超えて治療を行えば,

1. **債務不履行**
2. **不法行為**

となる.

したがって,たとえ隣接歯にもう蝕を発見し治療する場合でも,その都度改めて患者からインフォームド・コンセントを得る必要がある.

コラム

自己決定権ルール＝ナタンソン事件（1960）

　インフォームド・コンセントは，医療における患者と医師の関係を哲学思想としてではなく，実務的な側面から歴史的にみると，アメリカを中心として医事裁判の判決による判例法（common law）として発展してきた経緯がある．

　1960年のナタンソン事件もその一つである．

　ナタンソン夫人は，乳がんのため乳房切除後にコバルト照射し，そのために重い放射線やけどを負う．同意なしに新たな治療法を実施し，その内容やリスクの警告をしなかったと訴えた．

　法廷は「医師は治療を行う前に患者に真実を伝えるべきであり，さもなければ不法行為責任」があるとした．また「各個人は自己の身体の主人であり……患者の決定を医師自身の決定にすり替えることを医師に許してはいない」と述べている．

　この判決は，従来の説明義務違反を暴行とするものから，過失とするものへと転換し，自己決定権ルールを採用したことで有名である．

　　　　(Natanson v. Kline, 186Kan. 393, 350P. 2d 1093(1960))

Q69 患者が治療に注文をつけたら?

A 注文をつけることはできない.

医師は profession（医療専門職）であり，自らの持つ，
1. 知識
2. 技術
3. 経験

を駆使して，
1. 患者の最大利益の実現
2. 患者の最小不利益の実現

に努める.

そのうえで最善と思われる治療選択肢を提示する.

したがって，患者は「希望」を述べることはできても，治療に「注文」をつけることはできない.

しかし，準委任契約の特約として，「エホバの証人」の信者に宗教上の理由から輸血拒否する患者の無輸血手術というケースを認めている.

> コラム

歯科医師は，どこまで患者の要望に応えればいいか？

　患者が重症筋無力症に罹患し，患者から麻酔を使用しないで欲しいと要望があった場合，歯科医師は「患者より自己の症状の説明を受けかつ麻酔を使用しないように依頼されていたのであるから，当該要望に従うか，仮に使用する必要がある場合は，歯科医師においては事前に使用薬剤の患者に及ぼすべき効果の安全性を十分説明しかつ患者に対し麻酔剤の説明をして十分かつ準備措置を講ずる注意義務がある」としている（東京地判昭和58.11.10.判時1134-109）．

　つまり，歯科医師は患者の要望や患者のした決定について専門的立場から適当と思われない場合，自らが正当と信じる治療法を患者に説得し，それでもなお患者が受け入れない場合は，患者には「転医の自由」がある旨を告げればよい．

　また，患者が「危険が伴うことにつき説明を受け，これを理解，承知しながら」手術の施行を求めた場合，事案によって異なるが過失相殺が適用される（京都地判平成5.6.25.判タ841-211）．判例は20～30％の過失相殺をしているものが多い．

Q70 患者に5千円分だけ治療してほしいと言われたら?

A 希望に沿わなくてよい.

診療において,
1. **診療報酬**,とくに自由診療においては当事者の合意によって定まる.
2. **支払能力がないからといって治療を断ることはできない**.

したがって,たとえ現在治療しようとしているものが,保険診療では5千円を超えるような場合でも,診療の範囲を限定せずに治療しなければならない.

―ロメモ―

歯科診療契約の対象
1. 歯科医業固有の補綴(ほてつ)・矯正等の技術的行為
2. 咀嚼(そしゃく)及び発音の機能確保等に必要である口腔部位のがん等に関する手術

耳鼻咽喉科と口腔外科の境界領域である上顎部分の手術(上顎埋伏智歯の処置と同時に行った術後性上顎のう胞の摘出処置)を大学病院口腔外科の歯科医師が実施することは問題ない(東京地判平成7.11.28.判タ918-205).

---- コラム ----

診療契約関係の特殊性

　医師と患者の間の診療契約関係は，通常の商取引における契約関係などとは根本的に性質が異なる．

　まず，契約にあたって勧誘を行うことはない．また，診療契約の目的を達成するためには，患者は医師を信頼して診断・治療を委ねること，これに対して医師は専門的知識・技能を十分に駆使して誠実に応えることが，相互に要求されているといえるのである．しかし，診療契約関係の目的を達成するには，さらに患者が自身の健康回復に向けて，積極的に協力すること，患者の自助・努力が不可欠である．診療契約関係における医師と患者との関係は，信頼に基づく継続的な人間関係の形成こそが基本といえる．

　診療契約の特殊性は，そればかりではない．例えば，医師は診療契約を結ぶ相手として，患者を選り好みすることは許されず，いわば，医師は常に契約締結を強制されているという立場（医師の応招義務）に置かれている．一方，患者側はいったん，診療契約関係に入った後でも，他の医師や医療機関に自由に移ることが珍しくなく，契約に縛られているという意識はきわめて乏しいといえる．ましてや，医師と患者の間で「診療契約書」なるものを取り交わすなどという習慣がないことは，周知のことである．

Q71 抜歯した歯を研究に用いる場合は?

A 同意を得なくてよい.

CIMOS (1993) によると,患者の抜歯した歯や診断上必要とした検査後のサンプル(血液,唾液,尿または組織)を用いて研究をする場合は,

1. 事前に各施設における研究倫理委員会の承認を得る
2. 個人が特定できないようにしていれば個人の同意は必要ない

とされる.

> (CIMOS : International ethical guidelines for biomedical research involving human subjects, Geneva, 1993.)

ただし,血液から遺伝子解析をするといった究極のプライバシーを侵害しかねない場合は,患者から同意を得る必要がある.

一口メモ

CIMOSとは?

CIMOS (Council of International Organization of Medical Science:国際医科学協議会)とは,WHOとUNESCOがつくったアカデミック組織で,「ヘルシンキ宣言」のより細かい取り決めを行っている.

コラム

被験者の治験参加による負担軽減を

　治験に参加することは，被験者にとって新しい治療を先んじて受ける機会を得る可能性があるという利点がある一方，治験薬の有効性及び安全性の観察のため，より多くの来院，検査等が必要となることから，時間的な拘束，交通費の負担増をはじめとして，治験参加に伴い，物心両面における種々の負担が発生することもある．

　そして，厚生省医薬安全局「治験を円滑に推進するための検討会」報告書（1998）では，基本的に被験者が治験に参加することは，被験者の善意という要素によるものではあるが，治験参加により生じる被験者の負担につき，実際にかかった費用を勘案しつつ，治験審査委員会の承認を得た上で，社会的常識の範囲内において適切な金銭等の支払いが考慮されることが適当であるとしている．

　ちなみに，一部の医療機関（約200施設）の現状をみると，外来における治験について，一来院当たり約3,000円から約10,000円（平均約7,000円）が支給されているとの報告がある．

Q72 患者の写真を論文等に掲載する場合は?

A 事前に同意を得ておかなければならない.

許可がなければプライバシーの侵害になる.

患者の写真を論文等に掲載する場合は,

1. 事前に患者から同意を得る
2. 患者の人権に配慮する(たとえば,目線を入れる)

必要がある.

なお,患者の同意を得ずに,あるいは患者の人権を無視して,患者の写真を論文等に掲載した場合は,

1. 名誉毀損
2. 肖像権の侵害

で損害賠償(慰謝料)が請求される場合がある(民法709条).

【関連法規】

民法709条[不法行為の一般的要件・効果]

　故意又は過失に因りて他人の権利を侵害したる者は之に因りて生じたる損害を賠償する責に任ず

コラム

プライバシーの保護

CIMOS（1991）によると，公的に利用できる情報については，同意は要求されない．しかし，このような情報を利用する研究では，個人に関わる微妙な情報（sensitive information）の開示をしてはならない．

また「研究成果が第三者に漏れれば，時に被害が及んだり，苦悩の原因になることがあり得る．したがって，研究者は個人を確認する情報を除くか，データへのアクセスを制限するか，または何らかの方法を講じて守秘義務を維持すべく配慮する」ことを求めている．疫学研究において，ナンバーリングすることは，個人識別を不能にするための一つの方法である．

(CIMOS : Ethics and Epidemiology International guide lines, Geneva, 1991)

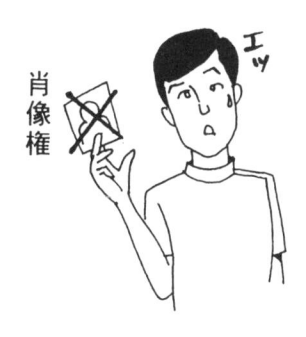

Q73 患者の病歴などを疫学研究に用いる場合は?

A 原則的にインフォームド・コンセントを得ておく必要はない.

　症例報告, 集団傾向分析, コホート研究などの疫学研究は, 通常の治療を何ら制御することなく, ただ観察を行い, 治療結果を評価するものである.
　したがって,
　1. 患者に何ら負担をかけず, カルテなどからデータを入手
　2. 個人が同定できないようにデータを処理 (たとえば, ナンバーリング)
する場合は, 原則的にインフォームド・コンセントを得ておく必要はない.
　ただし,
　1. アンケート
　2. 面接
などの手段で患者に何らかの負担をかける場合は, インフォームド・コンセントを得ておくべきである.

---- コラム ----

臨床疫学研究における説明文書の記載項目

1. 研究の目的
2. 研究の対象者
3. 研究のために被験者が提供するもの
4. 研究に参加するために必要な時間
5. 研究に参加することによる被験者の利益
6. 研究に参加して起こりうる被験者の不利益
7. 被験者に不利益が生じた場合の補償
8. データの保存期間
9. 残った検体の保存の有無・保存期間
10. 将来,保存データや保存検体を今回インフォームド・コンセントを得た研究以外に使用する可能性の有無
11. 被験者個人の検査結果のフィードバックの有無
12. 研究結果のフィードバックの有無
13. プライバシーの保護
14. いつでも承諾を撤回できること,その際,被験者個人のデータや検体は確実に廃棄されるのかどうか
15. 研究に参加しなくても,診療上,不利益を受けないこと

(鷲尾昌一:臨床疫学研究におけるインフォームド・コンセント. 日本醫事新報3864:43,1998)

Q74 診療に必要のない検査を研究のために行う場合は?

A 倫理委員会の承認を得なければならない．

患者には憲法13条を根拠とした「身体処分の自己決定権」「身体の完全性に対する不可侵権」があり，それがたとえスケーリングによって除去された歯石や歯垢であろうと，それらを患者本人に無許可で研究に使用することはできない．

そこで，研究のために診療とは関係のない目的のデータを入手するために行われる検査では，

1．事前に各施設における研究倫理委員会の承認を得ること
2．患者に研究内容等の説明をして，同意を得ること

が必要である．

―口メモ

GCPとは？

GCP (Good Clinical Practice) とは，医薬品の開発における治験の実施基準である．

とくに注目すべきことは，1998年4月に施行された新GCPが被験者への文書による説明と同意の取得を義務づけたことである．

---- コラム ----

研究者の責任

CIMOS（1991）は，研究参加予定者に対する研究者のもつ責任として，以下の6項をあげている．

1. インフォームド・コンセントを得るために必要なすべての情報を開示する
2. 自由に質問する機会を与える，またそうするように奨励する
3. 不正な策略，不当な干渉，威嚇などが生じる可能性を排除する
4. 研究の正確な内容を知り，参加した場合の結果についての適正な知識を獲得し，参加するか否かについて十分に考える機会を与えた後に，同意を求める
5. 一般的ルールとして，署名入りのインフォームド・コンセントを取得する
6. 研究状況や研究方法に実質的に変更が生じた場合は，新たにインフォームド・コンセントを得なければならない

(CIMOS : Ethics and Epidemiology International guidelines, Geneva, 1991)

[資料Ⅰ]

宣言集

ヒポクラテスの誓い

ニュールンベルグ綱領

ジュネーブ宣言

医の倫理の国際綱領

ヘルシンキ宣言

患者の権利に関するリスボン宣言

ヒポクラテスの誓い

　医神アポロン，アスクレピオス，ヒギエイア，バナケイアおよびすべての男神と女神に誓う，私の能力と判断に従ってこの誓いと約束を守ることを．この術を私に教えた人をわが親のごとく敬い，わが財を分かって，その必要あるとき助ける．その子孫を私自身の兄弟のごとくみて，彼らが学ぶことを欲すれば報酬なしにこの術を教える．そして書き物や講義その他あらゆる方法で，私のもつ医術の知識をわが息子，わが師の息子，また医の規則に基づき約束と誓いで結ばれている弟子どもに分かち与え，それ以外の誰にも与えない．私は能力と判断の限り患者に利益すると思う養生法をとり，悪くて有害と知る方法を決してとらない．

　頼まれても死に導くような薬を与えない．それを覚らせることもしない．同様に婦人を流産に導く道具を与えない．

　純粋と神聖をもってわが生涯を貫き，わが術を行う．結石を切りだすことは神かけてしない．それを業とするものに任せる．

　いかなる患家を訪れるときも，それはただ病者を利益するためであり，あらゆる勝手な戯れや堕落の行いを避ける．女と男，自由人と奴隷の違いを考慮しない．医に関すると否とにかかわらず他人の生活についての秘密を守る．

　この誓いを守り続ける限り，私は，いつも医術の実施を楽しみつつ生きてすべての人から尊敬されるであろう．もしもこの誓いを破るならば，その反対の運命をたまわりたい．

ニュールンベルグ綱領

1947年

　人間に対するある種の医学的実験は，それが充分納得のいく範囲内で，医療の倫理に依拠して行われるときは，われわれに明証性の大きな重みを提示するものである．人体実験の推進者たちは，そのような実験が他の研究法や手段では得られない社会の善となる結果を生むという理由で，その見解の正当性を主張している．しかしながら，道徳的，倫理的および法的な考え方を満足するためには，いくつかの基本的原則を遵守しなければならぬことについては，だれしも認めるところである．

1　被験者の自発的同意は絶対的本質的なものである．これは，被験者本人が法的に同意する資格のあることを意味するが，さらに暴力，偽瞞，虚偽，強迫や他の制約や強圧の間接的な形式のいかなる要素の干渉を除いた，自由な選択力を働かしうる状況におかれること，および実験目的を理解し，啓発された上での決断をうるために被験者に充分な知識と理解を与えなければならない．そのためには，被験者によって肯定的決断を受ける前に，実験の性格，期間および目的，行われる実験の方法，手段，予期しうるすべての不利と危険，実験に関与することからおこりうる健康や個体への影響などを知らさなければならない．

　同意の性格を確認する義務と責任は，実験を計画するもの，指導するもの，実施するもの，すべてにかかわる．こ

れは個人的な義務と責任であり，罰を免れている他人に委ねることはできない．
2 実験は社会の善となる結果を生むべきものであり，他の研究方法手段をもってはえられないものであり，さらに放縦・不必要な実験であってはならない．
3 実験は，動物実験の結果，病気の自然史の知識，または研究上の他の問題により，あらかじめ実験の実施を正当化する結果が予想されることを基礎にして設計されねばならない．
4 実験は，すべて不必要な肉体的ならびに精神的な苦痛や傷害をさけるよう行われなければならない．
5 死や回復不能の傷害がおこると信ぜられる理由が演繹的にある場合，実験を行ってはならない．ただし，実験をする医師自らが被験者になる場合は，この限りではない．
6 おこりうべき危険の程度は，その実験によって解かれる問題の人間への貢献度を越えるものであってはならない．
7 被験者を傷害，死から守るため，いかに可能性のすくないものであっても適切な設備を整えておかねばならない．
8 実験は科学的に資格のあるものによってのみ行われなくてはならない．実験を指導するもの，実施するものは，実験の全段階を通じて最高の技倆と注意を必要とする．
9 実験中，被験者は，実験を継続することが彼にとって不可能な肉体的精神的状態に達したときは，実験を中止する自由がなければならない．
10 実験中，責任をもつ科学者は，実験の続行が，被験者に

傷害や死を結果しうると思われるときに要求される誠実性，技倆，判断力の維持に疑念の生じたときは，いつでも実験を中断する用意がなければならない．

ジュネーブ宣言

1948年9月　スイス・ジュネーブにおける第2回世界医師会総会で採択

1968年8月　オーストラリア・シドニーにおける第22回世界医師会総会で修正

1983年10月　イタリア・ベニスにおける第35回世界医師会総会で修正

1994年9月　スウェーデン・ストックホルムにおける第46回世界医師会総会で修正

医師の一人として参加するに際し，

- 私は，人類への奉仕に自分の人生を捧げることを厳粛に誓う．
- 私は，私の教師に，当然受けるべきである尊敬と感謝の念を捧げる．
- 私は，良心と尊厳をもって私の専門職を実践する．
- 私の患者の健康を私の第一の関心事とする．
- 私は，私への信頼のゆえに知り得た患者の秘密を，たとえその死後においても尊重する．
- 私は，全力を尽くして医師専門職の名誉と高貴なる伝統を保持する．
- 私の同僚は，私の兄弟姉妹である．
- 私は，私の医師としての職責と患者との間に，年齢，疾病や障害，信条，民族的起源，ジェンダー，国籍，所属政治団体，人種，性的オリエンテーション，或は，社会的地位といった事がらの配慮が介在することを容認しない．

- 私は，たとえいかなる脅迫があろうと，生命の始まりから人命を最大限に尊重し続ける．また，人間性の法理に反して医学の知識を用いることはしない．
- 私は，自由に名誉にかけてこれらのことを厳粛に誓う．

医の倫理の国際綱領

1949年10月　英国・ロンドンにおける第3回世界医師会総会で採択

1968年8月　オーストラリア・シドニーにおける第22回世界医師会総会で修正

1983年10月　イタリア・ベニスにおける第35回世界医師会総会で修正

医師の一般的な義務

- 医師は，常に専門職としての行為の最高の水準を維持しなければならない．
- 医師は，患者の立場に立って，営利に影響されることなく，自由にかつ独立して専門職としての行為を行うべきである．
- 医師は，すべての医療行為において，人間の尊厳に対する共感と尊敬の念をもって，十分な技術的・道徳的独立性により，適切な医療の提供に献身すべきである．
- 医師は，患者や同僚医師を誠実に扱い，人格や能力に欠陥があったり，欺まん，またはごまかしをするような医師の摘発に努めるべきである．

　次の行為は，反倫理的行為とみなされる．

a) 自国の法律及び医師会の医の倫理基準に認められている以外の，医師による自己宣伝・広告になるような行為．

b) 患者の紹介や，患者をなんらかの機関に斡旋したり，紹介したりするだけのために金銭やその他の報酬を授受すること．

- 医師は，患者，同僚医師，他の医療従事者の権利を尊重し，そして患者の信頼を守るべきである．
- 医師は，患者の身体的及び精神的な状態を弱める影響をもつ可能性のある医療に際しては，患者の利益のためにのみ行動すべきである．
- 医師は，発見や新しい技術や，非専門職関係による治療に対しては，非常に慎重であるべきである．
- 医師は，自らが検証したものについてのみ，保証すべきである．

病人に対する医師の義務
- 医師は，常に人命保護の責務を心に銘記すべきである．
- 医師は，患者に対し誠実を尽くし，自己の全技能を注ぐべきである．診療や治療に当り，自己の能力が及ばないと思うときは，必要な能力のある他の医師に依頼するよう努めるべきである．
- 医師は，患者について知り得たすべての秘密は，患者の死後においても絶対に守るべきである．
- 医師は，他の医師が進んで緊急医療を行なうことができないと確信する場合には，人道主義の立場から緊急医療を行なうべきである．

医師相互の義務
- 医師は，同僚医師が自分に対してとってもらいたいのと同じような態度を，同僚医師に対してとるべきである．

- 医師は，同僚医師の患者を引き抜くべきではない．
- 医師は，世界医師会が承認した「ジュネーブ宣言」の趣旨を守るべきである．

ヘルシンキ宣言
―ヒトを対象とするbiomedical
研究に携わる医師に対する勧告―

1964年6月　フィンランド・ヘルシンキにおける第18回世界医師会総会で採択
1975年10月　日本・東京における第29回世界医師会総会で改正
1983年10月　イタリア・ベニスにおける第35回世界医師会総会で修正
1989年9月　香港・九龍における第41回世界医師会総会で修正
1996年10月　南アフリカ共和国・サマーセットウエストにおける第48回世界医師会総会で修正

緒言

- 人々の健康を守ることが医師の使命であり，医師は自己の知識と良心をもってこの使命達成のために尽力しなければならない．
- 世界医師会のシュネーブ宣言は，医師に「自分の患者の健康を第一に考える」という条項を遵守するように義務づけている．また，医の倫理に関する国際規程には「患者の肉体的，精神的抵抗力を弱める可能性のある治療行為は，患者の利益になる場合に限定すべきである」と宣言している．
- ヒトを対象としたbiomedical研究は，診断法，治療法および

予防法の改善と病態発生機序の解明を目的としたものでなければならない．
- 今日の医療において，多くの診断法，治療法，予防法は危険を伴うが，このことはヒトを対象とした生物医学研究に一層あてはまる．
- 医学の進歩は研究に基づくものであるが，最終的にはこの研究の一部はヒトを対象とした実験によらざるをえない．
- ヒトを対象としたbiomedical研究の分野では，本質的に患者の診断および治療を目的とする医学研究と，その目的が純粋に学術的で研究の対象とされている被験者の診断および治療に直接結びつかない医学研究とは，根本的に区別されなければならない．
- 環境に影響をおよぼす研究の実施については，特別の注意が必要であり，また研究に用いられる動物の愛護についても配慮されなければならない．
- 学術的知識を深め，苦しんでいる人々を助けるためには，研究室での実験結果をヒトに応用することが必須であり，世界医師会はヒトを対象としたbiomedical研究に携わるあらゆる医師への指針として，次のような勧告を作成した．これらの勧告は今後も継続して検討されなければならない．ここに起草された基準は，世界中の医師のための単なる指針にすぎないことも強調しておく．この基準にしたがった場合でも，自国の法律による刑事上，民事上および倫理上の責任を免れるものではない．

I. 基本原則

1. ヒトを対象としたbiomedical研究は，一般的に受け入れられている学問的原則に従うだけでなく，適切に実施された研究室内の実験および動物実験に裏付けられ，科学的な文献に精通した知識に基づいてなされるものでなければならない．

2. ヒトを対象とした一つ一つの研究計画およびその実施については，実験計画書にその内容を明記したものを，研究者および研究支援者から独立し特別に任命された委員会に提出し，考察，助言，指導を仰がなければならない．言うまでもなく，この「独立した委員会」はその研究の実施される国の法律，規則に従っていなければならない．

3. ヒトを対象としたbiomedical研究は，優れた臨床医の監督下で，学問的に適確な人によってのみ行われなければならない．その研究の責任は，常に医師の資格を有する者にあり，たとえ研究参加に同意していても，決してその被験者が責任を問われることはない．

4. ヒトを対象としたbiomedical研究においては，その研究目的の重要性と被験者に起りうる危険性を比較考慮せずに行うことは妥当ではない．

5. 全てのbiomedical研究を行うに先立ち，被験者または他の人々にもたらされるであろうと予想される利益と危険性とを注意深く検討しなければならない．被験者の利益に対する配慮は，科学的・社会的利益よりも常に優先されなければならない．

6．被験者が自分自身を守る権利は，常に尊重されなければならない．被験者のプライバシーを尊重し，研究が肉体，精神および人格に与える影響を最小限に留めるためにあらゆる予防手段を講じなければならない．

7．医師は，研究に伴う危険性を予知することに自信が持てなければ，ヒトを対象とした研究を行うことを差し控えるべきである．得られる利益よりも危険性が大きいということがわかった場合，いかなる研究も中止すべきである．

8．研究成果を発表する場合には，医師は結果の正確性を期す義務がある．この宣言にもられている原則に従っていない研究報告は，出版の目的で受理されてはならない．

9．ヒトを対象とした研究において，被験者はその研究の目的，方法，予想される利益と研究がもたらすかも知れない危険性および不快感について十分知らされていなければならない．被験者には参加しない自由があり，いったん同意しても，いつでも自由に撤回できることを告げられていなければならない．そして医師は，被験者の自由意志によるインフォームド・コンセント（内容を知らされた上での研究または治療についての同意）を，できれば書面の形で手に入れるべきである．

10．医師は，研究のためにインフォームド・コンセントを得る際に，被験者が医師に対して弱い立場にある可能性，または強迫されたように感じて同意する可能性について，特に注意しなければならない．このような場合，インフォームド・コンセントは，この研究に携わっておらず，しかも

両者に全く関係していない医師によって得られなければならない．
11. 法的無能力者の場合には，インフォームド・コンセントはその国の法律にのっとったその人の法的保護者から入手すべきである．肉体的，精神的な障害があるため，あるいは小児であるためにインフォームド・コンセントを得ることが不可能な場合には，その国の法律にのっとった責任ある親族による許可をもって，被験者による許可の代わりとする．実際に小児から同意を得ることができる場合は，法的保護者から同意書を入手するだけでなく，本人の同意も得なければならない．
12. 研究計画書には，倫理的事項を配慮したことを常に明記し，この宣言にある基本的原則に従うものであることが示されなければならない．

II. 医療の一環としての医学研究（臨床研究）

1. 病人の治療に際して，新しい診断法や治療法が生命の救助，健康の回復，または苦悩の軽減になると医師が判断した場合には，医師はこれらの方法を用いることを制限されない．
2. 新しい方法により起りうる利益，危険性および不快感については，現行の最良の診断法および治療法による有益性と比較しなければならない．
3. いかなる医学研究においても，現在行いうる中で最も有効と証明されている最良の診断法および治療法を受けられ

るという保証が，対照群患者があればそれをも含めたすべての患者に与えられていなければならない．これは立証された診断法あるいは治療法が存在しない研究段階における非活性プラシーボの使用を除外するものではない．

4．たとえ患者が研究に参加することを拒否しても，決してこのために医師患者関係が損なわれることがあってはならない．

5．もし医師がインフォームド・コンセントを得るべきでないと考えた場合には，その理由を実験計画書に明記し，前記Ⅰの基本原則第2項に述べた「独立した委員会」に提出しなければならない．

6．医師は，新しい医学的知識を獲得することを目的として，医療の一環としての医学研究を行うことを許されているが，これはその研究が患者にとって診断と治療の上で意義があることが予想される場合に限られるべきである．

Ⅲ．ヒトを対象とした治療と無関係なbiomedical研究（非臨床的biomedical研究）

1．医学研究を純粋に学術的な目的でヒトに応用する場合には，医師は一貫して被験者の生命と健康を保護する義務がある．

2．健康人だけでなく実験計画と関係のない病気を有する患者においても，被験者は自発的意志により研究に参加するものでなければならない．

3．研究者または研究チームは，もしその研究の続行が被験

者にとって有害になると判断した場合には，その研究を中止すべきである．
4．ヒトを対象とした研究において，学問的ならびに社会的な利益が，被験者の幸福に対する配慮に優先してはならない．

患者の権利に関するリスボン宣言

1981年9月/10月　ポルトガル・リスボンにおける第34回
　　　　世界医師会総会で採択
1995年9月　インドネシア・バリ島における第47回世界医
　　　　師会総会で改正

序文

　医師および患者ならびにより広い社会との間の関係は，近年著しい変化を受けてきた．医師は，常に自らの良心に従って，また常に患者の最善の利益に従って行動すべきであると同時に，患者の自律性と正義を保証するために同等の努力を払わねばならない．以下に掲げる宣言は，医師が是認し，推進する患者の主要な権利のいくつかを述べたものである．医師，および医療従事者または医療組織は，この権利を認識し，擁護していく上で共同の責任を担っている．立法，政府の行動，あるいは他のいかなる行政や慣例であろうとも，患者の権利を否定する場合は，医師はこの権利を保証ないし回復させる適切な手段を講じなければならない．

　人間を対象とした生物医学的研究－非治療的生物医学的研究を含む－との関連においては，被験者は通常の治療を受けている患者と同様の権利と配慮を受ける権利がある．

原則

1．良質の医療を受ける権利

　a．すべての人は，差別なしに適切な医療を受ける権利を有

する.

b．すべての患者は，いかなる外部干渉も受けずに自由に臨床上および倫理上の判断を行うことを認識している医師からケアを受ける権利を有する.

c．患者は，常にその最善の利益に即して治療を受けるものとする．患者が受ける治療は，一般的に受け入れられた医学的原則に沿って行われるものとする.

d．医療の質の保証は，常にヘルスケアのひとつの要素でなければならない．特に医師は，医療の質の擁護者たる責任を担うべきである.

e．供給を限られた特定の治療に関して，それを必要とする患者間で選定を行わなければならない場合は，そのような患者はすべて治療を受けるための公平な選択手続きを受ける権利がある．その選択は，医学的基準に基づき，かつ差別なく行われなければならない.

f．患者は，ヘルスケアを継続して受ける権利を有する．医師は，医学的に必要とされるケアを行うにあたり，患者を治療する他のヘルスケア提供者と協力する責務を有する．医師は，現在と異なるケアを行うために患者に対して適切な援助と十分な機会を与えることができないならば，今までの治療が医学的に引き続き必要とされる限り，患者の治療を中断してはならない.

2．選択の自由の権利

a．患者は，民間，公的部門を問わず，担当の医師，病院，あるいは保健サービス機関を自由に選択し，または変更す

る権利を有する．

b．患者はいかなる治療段階においても，他の医師の意見を求める権利を有する．

3．自己決定の権利

a．患者は，自分自身に関わる自由な決定を行うための自己決定の権利を有する．医師は，患者に対してその決定のもたらす結果を知らせるものとする．

b．精神的に判断能力のある成人の患者は，いかなる診断上の手続きないし治療に対しても，同意を与えるかまたは差し控える権利を有する．患者は自分自身の決定を行う上で必要とされる情報を得る権利を有する．患者は，検査ないし治療の目的，その結果が意味すること，そして同意を控えることの意味について明確に理解すべきである．

c．患者は医学研究あるいは医学教育に参加することを拒絶する権利を有する．

4．意識のない患者

a．患者が意識がないか，あるいは自分の意思を表わすことができない場合，それが法的な問題に関わる場合は，法律上の権限を有する代理人から，可能な限り必ずインフォームド・コンセントを得なければならない．

b．法律上の権限を有する代理人がおらず，患者に対する医学的侵襲が緊急に必要とされる場合は，患者の同意があるものと推定する．ただし，その患者の事前の確固たる意思表示あるいは信念に基づいて，その状況における医学的侵襲に対し同意を拒絶することが明白であり，かつ疑いのな

い場合を除く．

c．しかしながら，医師は自殺企図により意識を失っている患者の生命を救うよう常に努力すべきである．

5．法的無能力の患者

a．患者が未成年者あるいは法的無能力者であるならば，法的な問題に関わる場合には，法律上の権限を有する代理人の同意が必要とされる．その場合であっても，患者は自らの能力の可能最大限の範囲で意思決定を行わなければならない．

b．法的無能力の患者が合理的な判断をし得る場合，その意思決定は尊重されねばならず，かつ患者は法律上の権限を有する代理人に対する情報の開示を禁止する権利を有する．

c．患者の代理人で法律上の権限を有する者，あるいは患者から権限を与えられた者が，医師の立場から見て，患者の最善の利益に即して行っている治療を禁止する場合，医師は，関係する法律または他の規定により，決定に対して異議を申し立てるべきである．救急を要する場合，医師は患者の最善の利益に即して行動することを要する．

6．患者の意思に反する処置

患者の意思に反する診断上の処置あるいは治療は，特別に法律が認めるか医の倫理の諸原則に合致する場合には，例外的な事例としてのみ行うことができる．

7．情報を得る権利

a．患者は，いかなる医療上の記録であろうと，そこに記載されている自己の情報を受ける権利を有し，また症状につ

いての医学的事実を含む健康状態に関して十分な説明を受ける権利を有する．しかしながら，患者の記録に含まれる第三者についての機密情報は，その者の同意なくしては患者に与えてはならない．

b．例外的に，その情報が患者自身の生命あるいは健康に著しい危険をもたらす恐れがあると信ずるべき十分な理由がある場合は，情報は患者に対し与えなくともよい．

c．情報は，その患者をとりまく文化に適した方法で，かつ患者が理解できる方法で与えられなければならない．

d．患者は，他人の生命の保護に必要とされない限り，その明確な要求に基づき情報を知らされない権利を有する．

e．患者は，必要があれば自分に代わって情報を受ける人を選択する権利を有する．

8．機密保持を得る権利

a．患者の健康状態，症状，診断，予後および治療について身元を確認し得るあらゆる情報，ならびにその他個人のすべての情報は，患者の死後も機密は守らなければならない．ただし，患者の子孫には，自らの健康上のリスクに関わる情報を得る権利もあり得る．

b．機密情報は，患者が明確な同意を与えるか，あるいは法律に明確に規定されている場合に限り開示されることができる．情報は，患者が明らかに同意を与えていない場合は，厳密に「知る必要性」に基づいてのみ，他のヘルスケア提供者に開示することができる．

c．身元を確認し得るあらゆる患者のデータは保護されねば

ならない．データの保護のために，その保管形態は適切になされなければならない．身元を確認し得るデータが導き出せるようなその人の人体を形成する物質も同様に保護されねばならない．

9．健康教育を受ける権利

すべての人は，個人の健康と保健サービスの利用について，情報を与えられたうえでの選択が可能となるような健康教育を受ける権利がある．この教育には，健康的なライフスタイルや，疾病の予防および早期発見についての手法に関する情報が含まれていなければならない．健康に対するすべての人の自己責任が強調されるべきである．医師は教育的努力に積極的に関わっていく義務がある．

10．尊厳を得る権利

a．患者は，その文化観および価値観を尊重されるように，その尊厳とプライバシーを守る権利は，医療と医学教育の場において常に尊重されるものとする．

b．患者は，最新の医学知識に基づき苦痛の除去を受ける権利を有する．

c．患者は，人間的な終末期ケアを受ける権利を有し，またできる限り尊厳を保ち，かつ安楽に死を迎えるためのあらゆる可能な助力を与えられる権利を有する．

11．宗教的支援を受ける権利

患者は，信仰する宗教の聖職者による支援を含む精神的，かつ道徳的慰問について諾否を決める権利を有する．

[資料Ⅱ]

日本の歯科医療ミスをめぐる裁判例

　最高裁判所が1999年10月6日にまとめた医療過誤訴訟に関するデータによると，98年に新規に受け付けた訴訟は629件（対前年比5.7％増）と，過去10年間で最も多かった．結審もしくは和解が成立した訴訟も476件（同7.9％増）と増えているが，新規受け付け件数自体が増加しているため，訴訟継続中のものも前年より153件増えて2,700件に達した．新たに受け付けた訴訟を診療科目別にみると，最も多いのは内科と外科（142件）で，産婦人科（90件），整形・形成外科（77件），歯科（50件）と続く．なお，平均審理期間は33.5カ月（対前年比1.6カ月減）で，毎年短縮する傾向にある．以下は歯科医療ミスをめぐる裁判例である．

■**承諾なき舌癌手術事件**

拒否している患者に対して舌癌の病巣部分を摘出するためその3分の1を切除した事案につき，

「生命・健康の維持，増進という医学上の立場からは不合理なことであるかも知れないが，前記のとおり原告は，舌を切除する手術を拒否していたのである．**患者の意思が拒，諾いずれとも判断できない場合ならともかく，拒否していることが明らかな場合にまで，右の医学上の立場を強調することは許されない**といわなければならない」とした．

(秋田地大曲支判昭和48.3.27.判時718-98)

■**副鼻腔炎手術麻酔ショック死事件**

副鼻腔炎手術のように患者に特別の危険を伴う診療行為については事前に副作用の説明をすべきであったとした事案につき，

「その専門的知識と技能に基き診療行為を許容されている医師と一般人たる患者との関係に鑑みれば，**患者に特別の負担・危険を伴う診療行為については，患者が右診療行為の意味（これに伴う危険を含む）を認識し又は当然認識すべき場合を除いては，これに先立ち医師がその説明を与えない限り，右行為に対する有効な承諾がなされ得るものとは考えられない**．したがって，右説明を欠く承諾は，通常有効な承諾とはいえないと解すべきである」とした．また，説明義務の範囲については，「患者に右手術及び術前処置とこれに伴う危険に関し，一切の細目に及び教示を要求されるわけではないが，右危険すなわち，副作用たるショックないしこれに因る死亡の結果の重大性に照らし，

右ショック発現の可能性はその頻度がさほど大きくないにしても患者が右手術を承諾するか否かを決するに重要な要素とみられるべき範囲に属し，医師として事前にこれを説明すべきものといわなければならない」としている．

(広島高判昭和52.4.13.判時863-62)

■歯科小児患者殴打事件

歯科医師が幼児の歯の治療に当たり，開口を拒否する患者の口を開けさせるため，顔面を殴打した事案につき，

「歯科医師が幼児の治療に当たり，開口を拒否する患者の口を開けさせるため，実力を行使したとしても，治療行為に付随する正当な業務行為として刑法35条により違法性を阻却される場合」がある．「しかし，そのためには当該実力の行使が単に治療目的のためというだけでは足りず，その態様程度において社会的相当性の枠内にとどまるものであることをも必要」とすると判示している．本件では，患者は「5才児であって，歯科治療についてある程度の理解力は有していたものと考えられ，この点被告人の同児に対する説得努力は必ずしも十分とは言えない」とした．

(大阪高判昭和52.12.23.判時897-124)

■エナメル上皮腫診断遅滞事件

昭和50年3月頃，患者が開業歯科医師に下顎部歯茎内側に発生した直径約1.5センチメートル大の半球様のこぶ状の物の診察を受けたところ，レントゲン検査の必要はなく軟骨であるから心配いらない旨の診断を受けたので放置していたが，約1年

後に改めて大学病院に受診した結果，レントゲン検査等を経てエナメル上皮腫と診断され手術を受けたので，開業歯科医師に対し，レントゲン検査も経ずに誤診をしたとして訴えを提起した．

一般開業の歯科医としての医療水準からみて「大病院の医師としての高度の注意義務を被告に要求することは…妥当ではない」とした．

(東京地判昭和53.12.14.判時952-96)

■上顎癌手術後転移予防検査懈怠事件

国立大学附属病院口腔外科において上顎癌手術後約1年間の経過観察中に担当歯科医師が癌の肺転移発見のための胸部X線撮影を1度もおこなわず，その後，他院での検査により肺転移が発見され死亡するに至った事案につき，

「肺転移の早期発見のためには胸部X線撮影という簡便かつ有効な方法が存することからすれば，少なくとも肺転移に関しては，**転移の早期発見に努めることも原発性癌治療の内容に含まれる**と解される」とした．

(名古屋地判昭和58.5.27.判時1082-91)

■ブリッジ装着後受診中止事件

患者が開業歯科医師に従来の架工義歯（ブリッジ）を除去して新たな架工義歯の製作・装着を受けた後，治療部位に，下顎運動障害，咬合不全，舌部等への多数の咬傷が生じ，口腔内の出血，粘膜剥離，慢性的炎症等の症状が発生した事案につき，患者の通院廃絶が問題とされ，

「**歯科診療を受けるに際しては，患者にも診療に協力すべきことを求めるのは，事物の性質上当然と解すべき**」であるとした上，不適合な治療を受けたことによる障害，病状を自覚したにもかかわらず患者が合理的理由なくして一方的に通院を廃絶して約1年8ヶ月にわたり病状を放置したことによる症状等の拡大を理由に，患者が歯科医療分野に専門的知識を有しないこと等を斟酌した上で，3割の過失相殺を認めている．

(東京地判昭和58.8.22.判時1134-104)

■外貌に関する説明義務紛争事件

患者が上顎切歯4本に「4分の3冠」の治療を受けた結果，上顎切歯4本のそれぞれの隣接面に金属が露出して5本の筋が入り外貌が醜くなったが，治療に先立ち歯科医師から不正確な説明を受けたので誤って治療につき承諾を与えてしまった等と主張して損害賠償請求訴訟を提起した事案につき，

「**歯科診療がその対象としている部位が外貌に影響を与えるものであること及び他の医療分野と異なり治療方法の選択につき患者が意見を述べ自己決定する度合いが高いことから考えて，診療を行う歯科医師としては…右治療の結果が患者の外貌に及ぼす影響についても充分に説明をし，その意思を確認して治療にあたるべき注意義務を負う場合のあることは否定できない**」としていることは，その限度では正当である．「しかし，一般的には，歯科医師としては，患者の身体的・生理的条件に従って病巣に対する客観的に処置をすれば足りるものであって，患者から格別の申し出があるとか，職業，性別，年齢等患者特有の

事情に鑑み明らかに美容上の効果を重視すべきことが予想される場合であるとか等特段の事由がない限り，逐一個々の患者の審美眼がどのようなものであるかを確認しそれに沿った治療をなすべきで注意義務まで負うものではない」とした．

(横浜地判昭和58.10.21.判時1094-85)

■歯科麻酔重症筋無力症事件

患者は重症筋無力症に罹患しており，患者から治療するについては麻酔を使用しないで欲しいと要望していた事案につき，「歯科医師は，本件の場合，患者より自己の症状の説明を受けかつ麻酔を使用しないように依頼されていたのであるから，当該要望に従うか，仮に使用する必要がある場合は，**歯科医師においては事前に使用薬剤の患者に及ぼすべき効果の安全性を十分説明しかつ患者に対し麻酔剤の説明をして十分な準備措置を講ずる注意義務がある**」とした．

(東京地判昭和58.11.10.判時1134-109)

■対合歯削合損害賠償事件

作成したジャケットクラウンを試験的に患者に装着して咬合状態を調べ患者にも具合を聞いたところ，患者が「当たる」と言うので，数回ジャケットクラウンを抜いて裏側の箇所を削ったが，なお患者が「当たる」と言うので，これ以上削ればジャケットクラウンが破損するおそれがある等の事情から，さらに調整するためには対合歯削合による他ないと考え，この旨を患者に告げたところ，患者が口を開けていたので承諾したものと

考えてエナメル質を少し削ったことに対し，右患者が，承諾なしに健全歯を削られ，また本件対合歯削合は歯科医学上認められない違法な治療方法であると主張したという事案につき，

「**対合歯削合を告げられた際，少なくとも患者が言葉や動作により反対する意思を示さなかったのであるから黙示の承諾を与えているし**，この経緯に鑑みれば対合歯削合による咬合調整は医学上やむを得ない処置として一般的に認められる」とした．

(大阪地判昭和61.2.24.判タ616-132)

■抜去歯落下気道閉塞事件

4歳児である患者が抜歯治療中に急に顔を振ったため，歯科医師が既に抜歯して自在鉗子に挟んでいた乳歯を患者の口腔内に落下させたので，歯科医師がこれを口中から吐き出させようとして患者の上半身を起こしたところ，患者が乳歯を声門下部に詰まらせて気道閉塞し，間もなく窒息死した事案につき，

乳歯を口腔内に落下させた時点では患者は気道閉塞の症状には至っていなかったのであるから，患者を水平位のまま「上半身を起こすことなく異物を取り去る措置をとるべきであった」が，歯科医師は「かえってその挙に出てはならないとされているところの右患者を水平位から座位に起こす措置を採ったのであり，これは右の**医療水準から見て診療上尽くすべき注意義務に違反している**」等として，医療水準論に言及した上，歯科医師の過失は重いとした．

(浦和地熊谷支判平成2.9.25.判タ738-151)

■ブリッジ補綴治療過誤事件

相当長期の年数にわたり保持できる旨の開業歯科医師の説明を信じて自由診療(健康保険を使用しない自費による診療)により装着した「セラミック前装鋳造冠ブリッジ」が,その後の約5年間に計4回も離脱したという事案につき,

歯科医師は「**少なくとも10年間の長期使用に耐えるようにブリッジを補綴を施すべき債務を負っていたことが認められる**」とした.

(京都地判平成4.5.29.判タ795-228)

■上顎歯インプラント治療過誤事件

上顎に装着したブレード・ベント・インプラント(刃状の人工歯根様のものを顎の骨に埋め込む方式の義歯)が動揺したので撤去して骨膜下インプラント(顎骨の形状に合わせて作成したインプラントフレームを顎骨上に密着固定して人工歯根とする方式の義歯)を施術したところ,同インプラントが感染源となり上顎骨骨炎に罹患したという事案につき,

「患者に対しインプラントの危険性について周知させ十分に協議」すべきであり,「特に骨膜下インプラント法は,…骨内インプラントに比較して複雑高度な技術が要求されること」や失敗の場合に骨に深刻な損傷を与えるという「危険性から,臨床医としては,まず有床総義歯による治療を試みるべきであり,患者に対し骨膜下インプラントの危険性についても理解させたうえで慎重にこれを行うのが望ましく,安易に骨膜下インプラントを施術すべきでない」と説示しつつ,「ブレード・ベント・インプラント選択に際し,他に有床総義歯による方法があること

は説明されているが，**失敗例や失敗の可能性，将来発生すべき同インプラント動揺の可能性については説明がなされておらず，また，骨膜下インプラントに関しても，原告からの危惧の念を抑え性急に実施した**」として，「充分な説明がなされていなかった」とした．

(東京地判平成5.12.21.判夕847-238)

■鎮静剤による喘息発作死亡事件

アスピリン喘息患者に対するロキソニンの投与は禁忌であることを知らなかった歯科医師が投与した鎮痛抗炎症剤ロキソニンによってアスピリン喘息患者がアスピリン喘息発作を起こして窒息死した事案につき，

「**本件事故当時，被告は，ロキソニンを投与するにあたり，その禁忌症であるアスピリン喘息に関する知識の修得に努めなければならないという歯科医師としての研鑽義務を負っていた**…にもかかわらず，…アスピリン喘息の概念やアスピリン喘息とロキソニンの関係につき何ら知らなかったのであるから，右研鑽義務を尽くしたものとは到底いえず，この点において既に被告のロキソニン投与には過失が認められる」とした．

(福岡地判平成6.12.26.判時1552-99)

[付録Ⅰ]

図・表

医の倫理

医師の価値判断の基準

医療行為の3条件

歯科医師の権利・義務

診療関係帳票保存期間一覧

行為能力と責任能力

能力に関する法的規定

各国の成年後見制度

日本における補助・保佐・後見の制度の概要

各国の少年法制の比較

医師の説明義務の根拠

医師の説明義務の範囲の基準

医の倫理

ヒポクラテスの誓い

患者に危害、不正を加えない
自己の技術の最善を尽くす

Profession / Paternalism

- WMAジュネーブ宣言 1948年
- WMA医の倫理の国際綱領 1949年
- 日本医師会 医師の倫理 1951年
- 日本医師会 医の倫理綱領 2000年

- ニュールンベルグ綱領 1947年
- ヘルシンキ宣言 —人体実験に関するWMA倫理綱領— 1964年
- 患者の権利に関するWMAリスボン宣言 1981年

Autonomy / Self-Determination

- シュレンドルフ判決 1914年 —— 同意原則
- サルゴ判決 1957年 —— 説明原則
- アメリカ病院協会 患者の権利章典 1972年
- アメリカ大統領委員会 生命倫理総括レポート 1983年

※WMA：World Medical Association（世界医師会）

204　付録Ⅰ

医師の価値判断の基準

医師の価値判断の基準	社会の論理	医師の論理	患者の論理

社会の論理
正義原理
Justice

医師の論理
恩恵原理
Beneficence

無危害原理
Non-maleficence

患者の論理
自律尊重原理
Respect for Autonomy

医療資源の
「公正」な分配

サービスを分配することが正義なのかという問題を扱う。
医療ニードに対してサービスが不足している場合、
1．誰に対して、
2．どのように、
サービスを分配することが正義なのかという問題を扱う。

※これは無危害原理や恩恵原理を時に制限したり、順位を付けたりする根拠になる。

ヒポクラテスの誓い
1．自己の技術の最善を尽くす
2．患者に危害、不正を加えない

思想レベル
＝自律尊重原理
臨床レベル
＝自己決定の尊重

医師および社会の側の医療における論理に、医療を必要とする当事者である患者側の論理を持ち込んだものである。

※人の自律を尊重するためには、人間関係において相手の自己決定を尊重する必要がある。

図・表 **205**

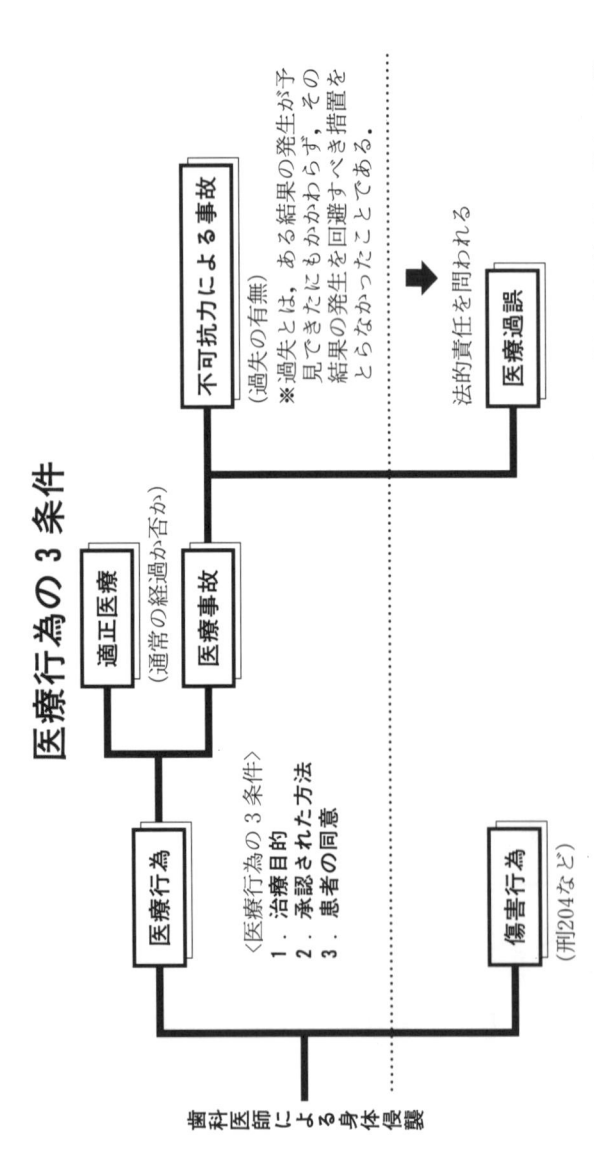

医療行為の3条件

```
                    医療行為
                       │
        ┌──────────────┴──────────────┐
     適正医療                       傷害行為
        │                         (刑204など)
   (通常の経過か否か)
        │
   ┌────┴────┐                   歯科医師による身体侵襲
  医療事故  不可抗力による事故
            (過失の有無)
```

〈医療行為の3条件〉
1. 治療目的
2. 承認された方法（許された危険erlaubtes Riskio）
3. 患者の同意

※過失とは、ある結果の発生が予見できたにもかかわらず、その結果の発生を回避すべき措置をとらなかったことである。

→ 法的責任を問われる

医療過誤

すべての医療行為は、多かれ少なかれ危険を伴っている。それが社会的に必要性・有用性が高い場合には違法性はないとされる（許された危険erlaubtes Riskio）。しかし、以下の場合を除いて、歯科医師による身体侵襲を行う場合は「医療行為の3条件」をつねに満たしていなければならない。

〈例外的に医療行為と認められる場合〉
1. 患者が幼児であるなど患者本人の同意を得るすべのない場合
2. 「ためらえば危険」といった緊急事態の場合
3. 新治療方法や新薬の使用などの実験的治療行為の場合

歯科医師の権利・義務

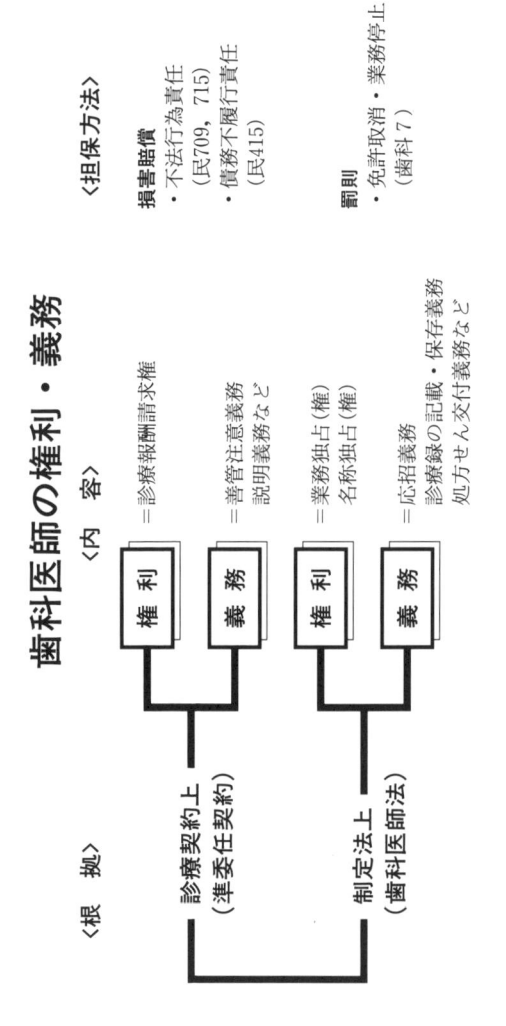

<根 拠>　　　　<内 容>　　　　　　　　　　　　　<担保方法>

診療契約上　―　権利　― 診療報酬請求権　　　　　　損害賠償
(準委任契約)　　　　　　　　　　　　　　　　　　　・不法行為責任
　　　　　　―　義務　― 善管注意義務　　　　　　　　　(民709, 715)
　　　　　　　　　　　　説明義務など　　　　　　　・債務不履行責任
　　　　　　　　　　　　　　　　　　　　　　　　　　(民415)

制定法上　　―　権利　― 業務独占(権)
(歯科医師法)　　　　　　 名称独占(権)　　　　　　　罰則
　　　　　　　　　　　　　　　　　　　　　　　　　・免許取消・業務停止
　　　　　　―　義務　― 応招義務　　　　　　　　　　(歯科7)
　　　　　　　　　　　　診療録の記載・保存義務
　　　　　　　　　　　　処方せん交付義務など

歯科医師の届出義務(歯科医師免許関係)

	届出期限	届出先	根拠法令
隔年届出(隔年の12月31日現在の状況)	翌年1月15日	知事(保健所)	歯科6
歯科医籍登録事項の変更時	30日	知事(保健所)→厚生大臣	歯科8
歯科医籍の抹消の希望時	―	知事(保健所)→厚生大臣	歯科8
歯科医師の死亡・失踪時	30日	知事(保健所)→厚生大臣	歯科8

診療関係帳票保存期間一覧

項　目	保存期間(含内容)	根　拠　法　令
診療録	診療完結の日から　5年間	歯科医師法23条 療養担当規則9条等
診療に関する諸記録	病院日誌・各科診療日誌・処方せん・手術記録・検査所見記録・エックス線写真・入院・外来患者数の記録　2年間	医療法施行規則20条12項
帳簿等の保存	療養給付完結の日から　3年間 療養の給付担当に関する帳簿及び書類その他の記録 (保険診療に係る諸帳簿)	保険医療機関及び 保険医療養担当規則9条
帳簿等の保存 (含フィルム)	診療完結の日から　3年間	老人保健法担当に関する基準9条
歯科技工指示書	2年間	歯科技工士法19条

(注) 生活保護法による指定医療機関の保存は5年

行為能力と責任能力

行為能力	責任能力	民法上	刑法上	未成年者 年齢	精神障害者 Gruhleの判定基準	アルコール酩酊者 Binderの分類
行為無能力	責任無能力	禁治産者 民7〈心神喪失の常況に在る者に付いては家庭裁判所は…禁治産の宣告を為すことを得〉	心神喪失 刑39①〈心神喪失者の行為は、罰しない〉	14歳未満の者 刑41〈14歳に満たない者の行為は、罰しない〉	①器質的精神病〈進行麻痺、精神分裂病、躁うつ病、てんかんの例外状態〉者	※盛敷せん妄、アルコール幻覚症〈慢性アルコール中毒のうえに生ずる精神病〉 病的酩酊
行為能力（意思能力） ※臓器移植においてドナーとなり得る年齢は、民法で定めた遺言可能な年齢と同じ15歳以上としていることから、意思決定能力は少なくとも15歳以上には認められると考えられる。	限定責任能力	準禁治産者 民11〈心神耗弱者、…は準禁治産者としてこれに保佐人を附することを得〉	心神耗弱 刑39②〈心神耗弱者の行為は、その刑を減軽する〉	14歳以上20歳未満 ※婚姻による例外 民753〈未成年者が婚姻をしたときは、これによって成年に達したものとみなす〉	①頭部外傷、動脈硬化、老年変化、放酒嗜好のために障害が量的な変異を示す者 ②生来性、早期後天性精神発達遅滞者	複雑酩酊
	完全責任能力			20歳以上の者 民3	①器質的でない精神症者 ②器質的でない精神病質者 ※K. Schneiderは完全責任能力を認め、日本はこの見解を支持	単純酩酊

※不法行為は責任能力がなくては生じないことについて明文を設けている〈民712、民713〉。
※行為能力のない者の一般の法律行為は無効であるく学説・判例上の見解〉。
※成年や禁治産という区分は一義的には財産法上のものであり、医療のような身体的な事項については適用されるものではない。

図・表 209

能力に関する法的規定

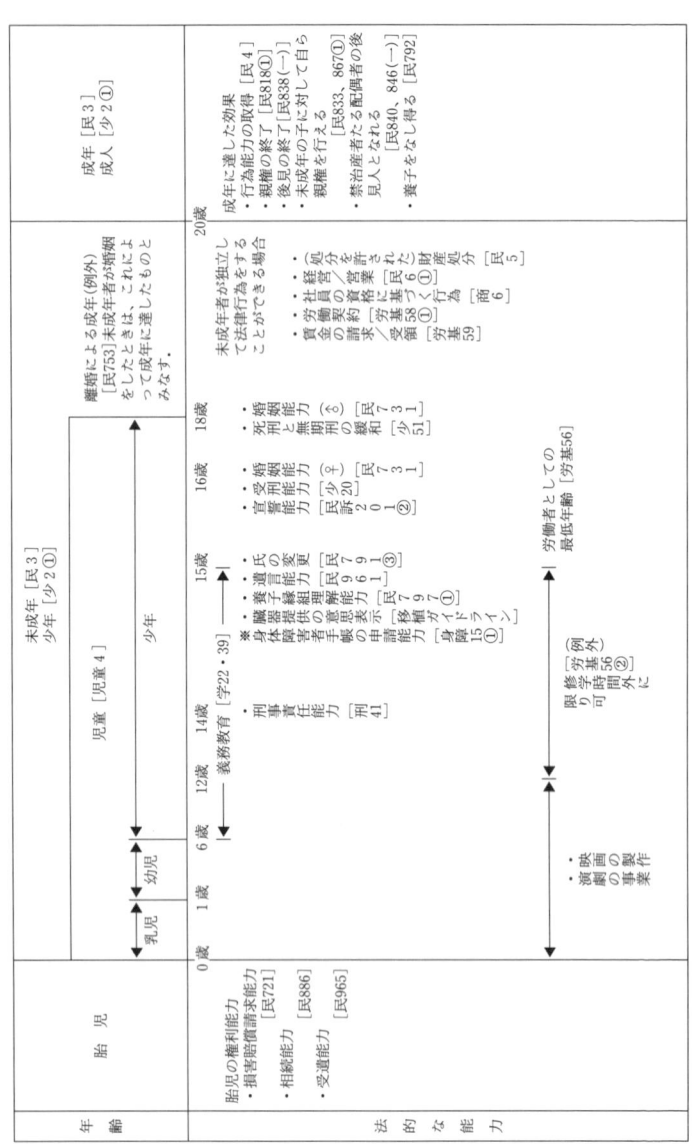

年齢	胎児								成年 [民3] 成人 [少2①]
		未成年 [民3] 少年 [少2①]						離婚による成年（例外） [民753] 未成年者が婚姻をしたときは、これによって成年に達したものとみなす。	
			幼児	児童 [児童4]		少年			
	乳児								
	0歳	1歳	6歳	12歳	14歳	15歳	16歳	18歳	20歳
法的な能力	胎児の権利能力 ・損害賠償請求能力 [民721] ・相続能力 [民886] ・受遺能力 [民965]			←――― 義務教育 [学22・39] ―――→	・刑事責任能力 [刑41]	・遺言能力 [民961] ・養子縁組の変更 [民797] ・氏の変更 [民791③] ・身体障害者手帳交付の申請 [身障15①ト] ・意思表示の受領能力 [民98の2]	・婚姻適齢（♀）[民731] ・受刑能力 [少訴20①②]	・婚姻適齢（♂）[民731] ・死刑と無期刑の緩和 [少51]	・成年に達した効果 ・行為能力の取得 [民4] ・親権の終了 [民818①] ・後見の終了 [民838(一)] ・未成年の子に対して自ら親権を行える [民833、867①] ・禁治産者たる配偶者の後見人となれる [民840、846(一)] ・養子をなし得る [民792]
						←―――― 修学時間外に限り可 [労基例外56②] ――――→		←―― 労働者としての最低年齢 [労基56] ――→	
				・演劇映画の製作事業					
								未成年者が独立して法律行為をすることができる場合 ・資金・賃金の請求 [労基58①・59] ・労働契約 [労基58①] ・社員の営業（許された財産の処分 [民6] ・許された財産の処分 [民5]	

付録Ⅰ

各国の成年後見制度

	日　本	イギリス	ドイツ	スウェーデン	フランス
法　律	民法改正 (2000年4月)	持続的代理権授与法 (1985年)	民法改正(通称：世話法) (1990年)	親子法 (1990年)	民法改正 (1968年)
後見人の名称	成年後見人・保佐人・補助人	持続的代理人	世話人	管理後見人	後見人・保佐人
後見人の選任機関	意思能力喪失前の本人 家庭裁判所	意思能力喪失前の本人	後見裁判所	地方裁判所	後見判事
後見人の監督機関	成年後見監督人・保佐監督人・補助監督人(成年後見人・保佐人・補助人の事務を監督) 家庭裁判所(成年後見人等による本人の居住用不動産の処分行為の許可)	保護裁判所	後見裁判所(治療行為、収容、住居の解消等につき裁判所の許可が必要)	地方裁判所(後見人の任免権を有する) 後見監督人(後見人の財産管理状況について年次監査義務があり、後見人の財産行為について同権を持つ)	後見監督人(後見人の事務を監督) 後見判事(家族会の召集、緊急を要する処分行為の許可) 家族会[後見組織](後見人および後見監督人の任免権を持つ)
後見人の権限	[後見]日常生活に必要な範囲の行為を専ら除くの判断にゆだねて取消権の対象から除外する。 [保佐]保佐人に代理権及び取消権を付与した上で、本人からの授権行為の内容に従う。 [補助]本人からの授権行為の内容に従う。	本人からの授権行為の内容に従う(包括的なものでも、特別の事項に限ったものでもよい)。	個別具体的に本人が支援を必要としている任務範囲が裁判所により指示される。	後見人の権限は身上監護と財産管理双方に及ぶが、一般的には財産管理に限定されている。	[後見]後見人は、被後見人の処理権限がある。また、後見判事は、被後見人が自らもしくは能力を設定できる。 [保佐]重要な行為等について、被保佐人は保佐人の保佐なしに行うことができないが、重要でない行為については、単独でなしうる。後見判事がその行為の範囲を調整する。

日本における補助・保佐・後見の制度の概要

		補助開始の審判	保佐開始の審判	後見開始の審判
要件	〈対象者〉(判断能力)	精神上の障害(痴呆・知的障害・精神障害)等により事理を弁識する能力が不十分な者	精神上の障害により事理を弁識する能力が著しく不十分な者	精神上の障害により事理を弁識する能力を欠く常況に在る者
開始の手続	申立権者	本人、配偶者、四親等内の親族、検察官等任意後見受任者、任意後見人、任意後見監督人(注)福祉関係の行政機関については、整備法で規定		
	本人の同意	必 要	不 要	不 要
機関の名称	本 人	被補助人	被保佐人	成年被後見人
	保護者	補助人	保佐人	成年後見人
	監督人	補助監督人	保佐監督人	成年後見監督人
同意権取消権	付与の対象	申立ての範囲内で家庭裁判所が定める「特定の法律行為」	民法12条1項各号所定の行為	日常生活に関する行為以外の行為
	付与の手続	補助開始の審判+同意権付与の審判+本人の同意	保佐開始の審判	後見開始の審判
	取消権者	本人・補助人	本人・保佐人	本人・成年後見人
代理権	付与の対象	申立ての範囲内で家庭裁判所が定める「特定の法律行為」	同 左	財産に関するすべての法律行為
	付与の手続	補助開始の審判+代理権付与の審判+本人の同意	保佐開始の審判+代理権付与の審判+本人の同意	後見開始の審判
	本人の同意	必 要	必 要	不 要
責務	身上配慮義務	本人の心身の状態及び生活の状況に配慮する義務	同 左	同 左

各国の少年法制の比較

	日本	アメリカ	イギリス	ドイツ	フランス
「少年」とは	20歳未満	18歳未満の州が多い	18歳未満	18歳未満	18歳未満
刑罰を科すことのできる最低年齢	16歳	15歳前後。重罪は例外扱いの州が多い	10歳	14歳	13歳
制度と運用状況	16歳以上は刑罰も選択できるが、保護処分が大半	殺人罪など重罪に刑罰を義務づけた州が多く、死刑も認めた州もある	殺人は10歳でも最高無期。犯罪と制裁の均衡を重視	少年刑は最高10年。罪の責任を自覚させることを法律に明記	教育的処分優先だが、40％は刑罰。さらに増加傾向
審判の構造	単独制の審理。検察官の立ち会いなし。弁護人も不可欠でない	単独制の審理。検察官が立ち会うのが一般的。少年側には弁護士選任権	合議制あり。検察官は必ず立ち会う。弁護士も大半の事件に付く	合議制あり。検察官は立ち会う。弁護士も必ず付く	合議制あり。検察官は立ち会う。弁護士も必ず付く
審判の公開	非公開	原則公開の州もある	非公開	非公開	非公開

医師の説明義務の根拠

	説明義務の根拠	判 例
診療契約に基づく	診療契約は準委任契約をその本質としている。準委任契約においては、受任者は委任の本旨に基づき委任されたことにつき報告義務を負う（民645）。このことは診療契約においても同じく妥当し、医師の説明義務の根拠となる。	診療録の閲覧請求に関する事案 東京高判昭和61.8.28.（判時1208-85）「基本的には民法645条の法意により、医師は、少なくとも本人の請求があるときは、その時期に説明・報告をすることが相当でない特段の事情がない限り、本人に対し診断の結果、治療の方法、その結果等について説明・報告をしなければならない」、とした。
違法性阻却要件に基づく	説明義務の根拠は、第一次的には診療契約の法的性質に基づくものである。また、同時にそれは、医的侵襲の違法性を阻却する患者の同意の前提でもある。これによってインフォームド・コンセントの実質化が図られる。	縫合不全の発見・処置の遅れを認めた事案 京都地判平成4.10.30.（判時1475-125）「一般に医師は、診療又は治療行為を行うにあたり、その過程反び手術等の医学的侵襲を伴う医療行為を行うにあたり、その過程反び死亡等の重大な結果の発生に対する予測されることを持つ医学上の義務ないしは右医学的侵襲に対する承諾を求める前提として、その患者ないしはその家族に対し、患者の病状、治療方法の内容反び必要性、発生の予測される危険等につき、当時の医療水準に照らして相当と思料される事項を説明しなければならないしとした。
患者の自己決定権に基づく	説明義務の根拠は、患者が当該医療行為の必要性や危険性等についての情報を十分に与えられた上で、これを受けるか否かを決定することができる患者の自己決定権の保障と関係する。これは患者の説明を受ける権利として構成されたものである。	癌の不告知を問われた事案 名古屋地判平成元.5.29.（判時1325-103）「一般的な診療契約においては、患者あるいはその家族に対し、病気の内容、これに対する治療方法、期待される治療結果に具体的に説明することは、患者が治療に関する自己決定権を有することから、医師の診療契約上の債務の一内容ということができる」、とした。

医師の説明義務の範囲の基準

	基　準		備　考
合理的医師基準	善良なる管理者としての医師または合理的な医師ならば説明するであろう情報が説明されるべき情報であるとする見解	患者の自己決定権《医師の裁量権	説明義務が患者の自己決定権の保護に奉仕するものであることに鑑みるならば、医師の判断に重きを置きすぎることとは妥当ではない。
合理的患者基準	平均的ないし合理的患者ならば重要視するであろう情報が説明されるべき情報であるとする見解	患者の自己決定権〈医師の裁量権	自己決定の思想のもとでは、個々の患者は自分の判断において重要かどうかが尊重されるべきである。
具体的患者基準	具体的な患者が重要視する情報が説明されるべき情報であるとする見解	患者の自己決定権〉医師の裁量権	医師の行為規範である説明義務の範囲確定につき、患者の主観的事情を基準とすることは、医師に不当な負担を課すことになる。
二重基準ないし複合基準	具体的な患者が重要視する情報で、かつそのことを要求のことを要求することを要求する合理的医師ならば認識できたであろう情報が説明されるべき情報であるとする見解	患者の自己決定権〉医師の裁量権	当該情報が当該医師にとって認識しうるべきものであったことを要求する他、それぞれの判断基準で一定の情報が説明されるべき情報と判断できて、①治療行為実施の緊急性、②説明することの有害性、③説明を受ける権利の患者による放棄、④説明の対象となる情報が一般常識ないし患者側にとって既知となっていることなどの理由によって説明義務が免除されうることを承認する。

図・表　215

[付録Ⅱ]

歯科医療倫理　一問一答

「歯科医療倫理Q&A」では，歯科医師国家試験対策として歯科医療倫理の一問一答を用意しました．

　ここでは，本書各項目からポイントとなる事項を一問一答形式で出題しています．

　読者の方には，本文をお読みいただいた後で，内容の整理と確認のために，この一問一答を試されたり，あるいは先に，一問一答に目を通してから，本文をお読みになるなど，各自工夫のうえ，学習の一助としてご利用下さい．

歯科医療倫理　一問一答

●次のうち，**誤っているもの**はどれか．また，その理由を述べよ．

1. 患者の自己決定権は憲法に基づいている．
2. リスボン宣言は，患者の権利に関する宣言文である．
3. 現在診療中の患者の診療録のうち5年以上以前の部分は廃棄してもよい．
4. 1カ月前に来院した患者が歯が痛むと電話で連絡してきたので痛み止めの薬を飲むように指示した．
5. 診療録に1週間分の記録をまとめて記載，作成してもよい．
6. 処方せんは病院で2年間保存しなければならない．
7. 診療録を他の医師に代わって記載してもよい場合がある．
8. 交通事故で下顎骨骨折した患者の診療録の提出を警察から求められたので応じた．
9. 歯科衛生士に精密印象の採得を指示し，それを行わせた．
10. ジュネーブ宣言は，医学倫理の国際綱領で「ヒポクラテスの誓い」の現代版である．
11. 作業模型は病院で2年間保存しなければならない．
12. 患者が死亡したので1年後に診療録を廃棄した．
13. 歯科医師は歯科医師国家試験に合格すれば歯科医師として業務を行うことができる．
14. 電話で患者の容態を知り得たので処方せんを交付した．
15. 1時間前に抜歯した患者が痛みがひどいと電話で連絡してきたので痛み止めの薬を飲むよう指示した．

16. 診療録の保存期間は一連の診療が終了してから5年間である．
17. 歯科医師の説明時間を短縮するためにビデオやパンフレットを利用してもよい．
18. 歯科医師は保険医に登録されなければ歯科医師として業務を行うことができない．
19. シドニー宣言は，死に関する声明である．
20. 患者の選択は絶対的なものであるので必ず従わなければならない．
21. 時間予約制診療を理由に歯痛で来院した患者の診療を断わった．
22. 診療録には診療に関する事項を遅滞なく記載しなければならない．
23. 歯科医師には義務とともに権利もある．
24. 歯科技工指示書は診療所が2年間保存しなければならない．
25. 処方せんは薬局で3年間保存しなければならない．
26. 歯科衛生士にスケーリングを指示し，それを行わせた．
27. 患者がデンタルショックに陥ったので，処置の同意を得るために家族に連絡をした．
28. 患者に不安を与えるので，金属床の欠点については説明しなかった．
29. インプラントの適応ではなかったが，患者が希望したので説得はせずに実施した．
30. 下顎右側第一大臼歯の齲蝕の処置で，第二大臼歯近心隣接面にも齲蝕を認めたので一緒に処置した．

31. 歯科医師には診療を拒否する権利がある．
32. ヘルシンキ宣言は，ヒトにおける生命医学研究に従事する医師のための勧告である．
33. X線写真は病院で2年間保存しなければならない．
34. 歯科衛生士にフッ素塗布を指示し，それを行わせた．
35. 歯科医師は個人開業の場合に限り，調剤することもできる．
36. ニュールンベルグ綱領は，人体実験に対する反省である．
37. 患者がデンタルショックに陥った場合，研修医は指導医の指示がなければ処置できない．
38. 小児の治療は親の同意があれば小児の同意は不要である．
39. B型肝炎患者の診療に対して感染対策ができない旨を告げ，転医を勧めた．
40. 耳下腺全摘手術直後に生じた鼻唇溝消失の所見は回復を期待して診療録に記載しなかった．
41. 患者の勤務先の上司からの診断名の問い合わせがあったが断わった．
42. 3年間，患者が来院しなかったので診療録を破棄した．
43. Papillon-Lefévre症候群の患者に対して同意を得た上で臨床試験中の未承認薬を使用した．
44. 歯科医師の指示があれば歯科衛生士も処方せんを交付できる．
45. 精神的打撃を考え，舌癌患者に対して病名を告げなかった．
46. 医療慣行に従っていれば医療事故が発生しても歯科医師の過失は問われない．
47. 前歯の補綴治療は保険がきかないと患者に説明した．

48. 患者がインプラントを強く希望したが，本院ではインプラントはできないと丁重に断わった．
49. 3歳以上の小児の治療に際しては，Tell Show Do法を用いる．
50. 抜歯をする旨を患者に告げたところ，患者が黙って口を開けたので抜歯した．
51. オタワ憲章は先進国のヘルス・プロモーションを提唱したものである．
52. 齲蝕進行抑制剤（サホライド）の塗布を歯科衛生士に行わせた．
53. 子供が泣くので診療を拒否した．
54. 短期間に変化する病状に即応するため，患者に処方せんを交付せずに投薬した．
55. 治療計画は最善と考えられるものを一つだけ平易な言葉を用いて詳しく説明すればよい．
56. アルマアタ宣言は発展途上国のプライマリ・ヘルス・ケアを提唱したものである．
57. 主治医が不在であったので，診察をしないで処方せんを代理の歯科医師が交付した．
58. 歯科衛生士にX線写真撮影を指示し，それを行わせた．
59. 現義歯を作製した歯科医師の治療方針とその義歯について批判した．
60. 患者が診療所を選択できるように，治療方法について広告することが義務付けられている．
61. 骨粗鬆症を伴う下顎臼歯部歯肉癌の患者に対し，下顎半切

後に脳死者から腸骨移植をした．

62．かさばるのでX線フィルムを光磁気ディスクで保存した．

63．治療上，患者に不安を与える心配があったので処方せんを交付しなかった．

64．患者が手術後に「気持ちですから」と言って5万円を包んできたので受け取った．

65．5月25日に治癒した患者のカルテは，5月25日から5年間保存しなければならない．

66．手術前の歯科医師の説明は，患者よりもその家族に対して十分に行う．

67．手術前の歯科医師の説明は，手術しなかった場合の病状経過を説明する．

68．手術前の歯科医師の説明は，手術治療費について正確な情報を示さなければならない．

69．手術に際しては告訴しないとの誓約書には法的効力はない．

70．未成年の患者には保護者のみにインフォームド・コンセントを行えばよい．

71．必要な手術および処置すべてに同意するとの同意書を取らなければ歯科医師の行為は正当とされない．

72．歯科医師の患者の身体に対する侵襲行為は，同意がなければ違法行為である．

73．「ソクラテスの誓い」は，医師の倫理について述べたものである．

74．「医の倫理の国際綱領」は，医師は患者の利益のために奉仕すべきことを述べている．

75. 患者が医師に「お任せします」と一任しているので智歯周囲炎となった埋伏智歯を抜歯した．
76. 癌告知の告知を拒否している場合でもインフォームド・コンセントの原則に従って告知すべきである．
77. 成年患者に対しては，専門用語を使って詳細に病状を説明すべきである．
78. スケーリング中に歯科衛生士が誤って歯肉を剥離した場合，その責任は歯科衛生士に限定される．
79. 患者には診療録を閲覧する権利がある．
80. 耳下腺全摘手術を行うに当たり，術後顔面表情筋の運動麻痺の可能性について説明した．
81. 手術中，出血性ショックに陥ったので直ちに乳酸加リンゲル液を点滴静注した．
82. 下顎右側臼歯部の歯肉癌のため下顎部分切除手術の同意を得ていたが，術中に半切手術に切り替えた．
83. 歯科医師は歯科医業の範囲内で看護婦の業務を行うことができる．
84. 放射線技師が歯科医師の指示により二等分法で撮影し，さらに技師の判断で咬翼法でも撮影した．
85. 弁護士が弁護士法23条の2に基づき患者の病歴照会をした場合は，それに応じなければならない．
86. 医師の裁量は患者の自己決定権にまさるので，患者の決定には必ずしも従わなくてもよい．
87. 覚醒剤を所持している患者を診察したので警察に通報した．
88. 警察から犯罪捜査権行使として患者の診療録の提出を求め

られたが断わった．
89. 診療時間を表示してあれば時間外の急患は断わってもよい．
90. 麻薬中毒者の抜歯をした場合，麻薬及び向精神薬取締法に基づき都道府県知事に届出なければならない．
91. 多形性腺腫の患者に口頭で唾液腺造影の必要性を説明し，直ちに検査を実施した．
92. 14歳未満の小児のX線撮影では生殖腺防護は必要ない．
93. ナチス・ドイツの人体実験の反省から医療被曝の線量制限が「放射線障害防止法」で定められている．
94. インフォームド・コンセントでは患者に対し常に知り得たすべての情報を提供しなければならない．
95. 患者が「お任せします」と言ったので，上顎の残在歯 653｜367 すべて抜歯し，総義歯にした．
96. 歯科医師の指示に従わない歯周病患者は診療拒否してもよい．
97. 患者が歯科医師を選べるのであるから，歯科医師も患者を選んでもかまわない．
98. ドクターショッピングしている患者は公序良俗に反するので診療拒否できる．
99. 治療方針について患者には自己決定する義務がある．
100. 患者が成人でも親族からの病状の問い合わせには答えなければならない．

歯科医療倫理 一問一答
―解答と解説―

○1．患者の自己決定権は憲法13条を根拠に「一定の個人的事柄について，公権力から干渉されることなく，自ら決定することができる権利」とか「個人の人格的生存にかかわる重要な私的事項を公権力の介入・干渉なしに各自が自律的に決定できる自由」と定義され，幸福追求権を構成するもの．

○2．1981年，リスボンで開催された第34回世界医師会総会で採択された．

×3．診療録の保存期間は一連の診療が終了してから5年間である（歯科医師法23条）．

×4．無診察診療の禁止（歯科医師法20条）．

×5．診療録には診療に関する事項を遅滞なく記載しなければならない（歯科医師法23条）．

○6．処方せんの保存期間（医療法施行規則22条の3）

○7．共同で診療している場合は可．

×8．歯科医師には患者の不利益となる業務上知り得た秘密について証言を拒否する権利がある（刑事訴訟法149条）．

×9．精密印象を採ることは独立の歯科医療行為であり，たとえ歯科医師の直接の指導下であっても歯科衛生士が行うことは許されない．ただし，簡易印象については歯科医師の直接の指導のもとであれば問題はない（日本歯科医師会：歯科衛生士の業務範囲についての調査報告書．

1986).
- ○10. 1948年，ジュネーブで開催された第2回世界医師会総会で採択された．
- ×11. 保険診療では治療終了時点から2カ月保存しなければならない（法的規定はない）．
- ×12. 診療録の保存期間は一連の診療が終了してから5年間である（歯科医師法23条）．
- ×13. 医師国家試験に合格することは歯科医師となる条件だが，まだ歯科医師ではない．医籍に登録されたときから歯科医師として業務を行うことができる．
- ×14. 電話再診は診療報酬で認められているが，処方せんは交付できない（歯科医師法20条；無診察治療の禁止）
- ○15. 電話再診は保険診療で認められている．
- ○16. 診療録の保存期間（歯科医師法23条）
- ○17. 補助資料として使用してもよい．ただし，たとえば催眠商法のような暗示的・誘導的な方法はダメ（刑法246条；詐欺罪）．
- ×18. 保険医は都道府県知事が与える資格で，保険診療を行うための条件である．
- ○19.
- ×20. 患者の選択が公序良俗に反する場合は従わなくてもよい場合がある．
- ×21. 診療に従事する歯科医師は，正当な事由がなければ，診療を拒否してはならない（歯科医師法19条；応招義務）．時間予約制診療は正当な事由ではない．

○22．診療録の記載義務（歯科医師法22条）
○23．業務独占（歯科医師法17条），名称独占（歯科医師法18条）
○24．歯科技工指示書は診療所ないし技工所で2年間保存しなければならない（歯科技工士法19条）．
○25．薬局における処方せんの保存期間（薬剤師法27条）
○26．歯科医師の直接の指導の下に「歯牙露出面及び正常な歯茎の遊離縁下の付着物及び沈着物を機械的操作によって除去する」ことができる（歯科衛生士法2条）．
×27．歯科医師は緊急事務管理者として直ちに救命処置を行うべきである（民法698条）．インフォームド・コンセントしなくてよい場合の一つ．
×28．生命に関わる問題ではなく，患者への不安を考慮する症例ではない．また，金属床の多くは自由診療であり，患者にその利点のみならず欠点についても説明しなければならない．
×29．まず説得すべきである．説得したにもかかわらず患者が希望した場合，転医する機会を与えればよい．
×30．生命に関わる問題ではないので，個別的な同意を得なければならない．
×31．診療に従事する歯科医師は，正当な事由がなければ，診療を拒否してはならない（歯科医師法19条；応招義務）．
○32．1964年，フィンランドで開催された第18回世界医師会総会で採択された．
○33．X線写真の保存期間（医療法施行規則22条の3）
○34．フッ化物の塗布は予防処置に該当するため，歯科医師の

直接の指導の下に「歯牙及び口腔に対して薬物を塗布する」ことができる（歯科衛生士法2条）．

×35．薬剤師法により調剤は薬剤師のみ（薬剤師法19条）．

○36．

×37．歯科医師免許を持っている以上，その医療行為の範囲だけでなくそれに対する責任について研修医と指導医に差はない．したがって，研修医であっても緊急状態では直ちにそれに対する処置をしなければならない．

×38．意思決定能力がある場合は小児の同意も必要である．

○39．歯科医師自身の能力範囲を超える場合は，それに対応できる歯科医師に転医を勧めることができる（保険医療機関及び保険医療養担当規則16条）．

×40．診療録に記載すべき事項には主要症状や治療方法が含まれ，手術後の合併症は主要な症状と考えられる（刑法159条；虚偽私文書作成の禁止）．鼻唇溝消失の所見は顔面神経の頬枝，下顎縁枝の損傷．

○41．歯科医師には守秘義務がある（刑法134条）．

×42．診療録の保存期間は一連の診療が終了してから5年間である（歯科医師法23条）．

○43．ヘルシンキ宣言の臨床試験の基本原則では，通常の医療行為では治療価値を立証されたものに限るが，生命救助，健康回復，苦痛軽減に役立つと判断した場合には，新しい治療方法を積極的に行うことができるとしている．しかしその際，目的，方法，効果，危険性，不快感についての説明を十分に行い，真の同意を得ておく必要がある．

×44. 処方せんを交付できるのは医師または歯科医師のみである．

○45. 1995年，第47回世界医師会総会で修正された「リスボン宣言」に「その情報が患者自身の生命あるいは健康に著しい危険をもたらす恐れがあると信ずるべき十分な理由がある場合は，情報は患者に対して与えなくてもよい」と明記されている．

×46. 医療事故の過失に対する基準は医療慣行ではなく医療水準である．

×47. 保険診療ができる場合もあり，患者に対しその旨説明し，選択肢とするべきである．

○48. 歯科医師自身の能力範囲を超える場合は，それに対応できる歯科医師に転医を勧めることができる（保険医療機関及び保険医療養担当規則16条）．

○49. 小児の対応法の一つ．3歳以上になると話文構造が確立するので，会話可能となること，理解語が急増することから，3歳以上の健常児で不安，恐怖心の強い子に対し説明して見せ，やってみせる方法．

○50. 明示の同意だけでなく，黙示の同意も真の同意として認められる．

○51. 1986年にカナダのオタワで提唱されたものである．

×52. 齲蝕進行抑制剤（サホライド）の塗布は早期治療に該当するため，歯科医療行為の一部とみなされる．したがって，歯科医師自らが行わなければならない．

×53. 診療に従事する歯科医師は，正当な事由がなければ，診

療を拒否してはならない（歯科医師法19条；応招義務）．

○54．歯科医師法21条の処方せん交付義務の例外事項の一つである．

×55．一つだけでなく，いくつか提示して比較選択できるようにする．また，治療方法が一つしか考えられない場合はその理由を述べればよい．

○56．1986年のカザフ共和国で提唱されたものである．

×57．無診察診療の禁止（歯科医師法20条）．

×58．X線写真撮影は医師，歯科医師，診療放射線技師以外は行うことはできない（診療放射線技師法24条，2条2項）．

×59．原則として批判してはならない．ちなみにアメリカ歯科医師会倫理綱領では積極的に告発することを勧奨している．

×60．医療法69条3項の広告の制限における禁止事項の一つ．これ以外に技能，経歴，学位の広告も禁止している．

×61．通常は自家骨移植．また，臓器移植法における移植対象臓器（心臓，肺，肝臓，腎臓，膵臓，小腸，角膜，骨髄）ではない．

○62．X線フィルムは光磁気ディスクで保存してもよい．

○63．歯科医師法21条の処方せん交付義務の例外事項の一つである．

×64．「医の倫理に関する国際規定」の中で「たとえ患者の了解があったからといって，医療についての適正なる医療費以外の金銭を受け取ること」は医の倫理に反するとしている．

×65．完結の起算日は，完結の日の翌日である．

×66．患者は自身の価値観と人生の目標に基づき，医療の内容を決定する権利をもつ．この患者の自己決定権を保証するシステムがインフォームド・コンセントである．したがって家族よりも患者に対して十分説明しなければならない．

○67．最悪の結果だけを説明したのでは，患者は治療に踏み切らず，かえって患者の利益を損なう可能性もある．治療をしない場合にはどのような結果になるのかという情報を与えるべきである．

○68．歯科の場合には保険診療と自由診療と費用の面では幅がある．したがってそのことにより患者の不信感を誘発することもあるので，手術前に十分説明しなければならない．

○69．手術に際しては告訴しないとの誓約書は公序良俗に反するので訴訟では何の効力もない．

×70．未成年者でも，歯科医師は可能な限り患者本人にインフォームド・コンセントを実施すべきである．

×71．必要な手術および処置すべてに同意するとの包括的同意書は無効である．また同意書はあくまで説明を行い，同意を得たという意味しかもたず，患者側に誓約を求めるものではない．

○72．同意を得ることによって歯科医師の患者の身体に対する侵襲行為は正当化される．

×73．医師の職業倫理の古典ともいえるのは「ヒポクラテスの

誓い」である．

○74．1949年，ロンドンで開催された第3回世界医師会総会で採択された．

○75．「お任せします」は自己決定権放棄の自己決定とみなされる．

×76．1995年，第47回世界医師会総会で修正された「リスボン宣言」に「患者は他人の生命の保護に必要とされない限り，その明確な要求に基づき情報を知らされない権利を有する」と患者の「知らされない権利」を明記している．

×77．1995年，第47回世界医師会総会で修正された「リスボン宣言」に「情報は，その患者を取り巻く文化に適した方法で，かつ患者が理解できる方法で与えられなければならない」と明記されている．

×78．歯科医師には歯科衛生士に対する使用者責任がある（民法715条）．

○79．1995年，第47回世界医師会総会で修正された「リスボン宣言」に「患者は自分のあらゆる医療記録に記録された情報の提供を受ける権利を有する」と明記されている．

○80．インフォームド・コンセントでは危険の説明は重要である．

○81．手術中の緊急事態に対応することは緊急事務管理（民法698条）としてインフォームド・コンセントが免除される．

×82．下顎骨の半切手術による顔貌に対する影響を考えれば，半切手術に対するインフォームド・コンセントが別に必要である．

○83．看護婦の独占業務の例外（保健婦助産婦看護婦法31条1項）．

×84．放射線技師は「医師または歯科医師の具体的な指示を受けなければ，放射線を人体に対して照射してはならない」としている（診療放射線技師法26条1項）．

×85．医師の守秘義務（刑法134条）が優先され，違反は患者のプライバシー侵害にもなり，この場合，民法709条の不法行為が成立し，損害賠償責任も免れない．

×86．患者の自己決定権の方が医師の裁量よりまさるが，公序良俗に反する患者の決定には必ずしも従わなくてもよい．

○87．覚醒剤取締法では，覚醒剤の製造・販売や所持・使用を禁止しているので警察に通報すべきである．

○88．歯科医師には業務上秘密と証言拒絶権がある（刑事訴訟法149条）．

×89．診療に従事する歯科医師は，正当な事由がなければ，診療を拒否してはならない（歯科医師法19条；応招義務）．

○90．麻薬及び向精神薬取締法に基づき都道府県知事に届出なければならない．

×91．検査内容，利益，リスクを文書に記載し，口頭で十分説明する．また患者が十分考えるだけの時間を与える．

×92．生殖腺防護は常に必要である．

×93．X線検査による患者の利益という点から医療被曝の線量制限は定められていない．

×94．患者に対する精神的打撃が心配される場合や患者自身の「知らされない権利」の行使がある場合，知り得たすべ

ての情報を提供する必要はない．また，提供すべきではない．

×95．8020運動をはじめ，保存療法が優先される今日において残存歯すべてを抜歯し，総義歯にするのは医療水準からみて適当ではない．

×96．診療に従事する歯科医師は，正当な事由がなければ，診療を拒否してはならない（歯科医師法19条；応招義務）．

×97．歯科医業は憲法25条に基づいた国家の責務であり，歯科医師は国家から免許を与えられた行為者であるから国民に等しく歯科医業を提供する義務があるので患者を選ぶことはできない．また歯科医師法19条でも診療に従事する歯科医師は，正当な事由がなければ，診療を拒否してはならないと歯科医師の応招義務を明記している．

×98．診療に従事する歯科医師は，正当な事由がなければ，診療を拒否してはならない（歯科医師法19条；応招義務）．また今日，second opinion は患者の権利である．

×99．治療方針について患者には自己決定する権利がある．

×100．親族といえども第三者であるため，患者の同意を得なければ患者の病状の問い合わせには答えてはならない（刑法134条；守秘義務）．

索　引

【あ】
アスクレピアード ……………………………14
アセント ………………………………………147
アメリカ大統領委員会生命倫理総括レポート
　………………………………………102,103

【い】
医の倫理の国際綱領 ……………16,17,63
違法性阻却 …………………………102,126
医療過誤 ……………………………………42,96
医療事故 ……………………………………36,56
医療水準 ………32,79,112,114,140
インフォームド・アセント ………………147
インフォームド・コンセント ……18,20,21,
　　32,82,87,93,95,102,103,104,106,
　　107,109,113,114,122,123,126,131,
　　135,137,140,147,154,164,165,167
インフォームド・チョイス …………………92
インフォームド・ディセント …………………153
インプラント …………………………117,121

【え】
エイズ…………………………………………30
エックス(X)線写真 ………40,42,54,55,64
エホバの証人 …………………………87,156
遠隔診療 ……………………………………44,45

【お】
応招義務…………………24,26,27,28,30,159
恩恵義務………………………………………14

【か】
過失相殺 ………………………94,96,97,157
カルテ ……24,36,37,38,39,40,41,42,43,
　　　　　　　　　　　　64,83,87,164
カルテの開示…………………………42,43,83,87
がん告知………………………42,87,91,124,129
患者の権利章典 ……………………………20,21
患者の自己決定権法 ………………………85

【き】
技工指示書 …………………………………40,56
協力義務 ……………………………………94,99
業務独占権…………………………………68
虚偽 ……………………………………118,119
拒否する権利 ……………………………18,83
義務 ………14,16,17,24,26,35,36,62,94,
　　　　　　　　　　　　　　107,112
緊急事務管理 …………………………150,151
緊急状態 ………120,122,142,143,150,154
緊急避難 ……………………………78,150,151
勤務医…………………………………………50

【く】
愚行権 ……………………………………90,152

【け】
研究倫理委員会 …………………………160,166
研鑽義務………………………………………58
権利 ………20,21,25,68,82,83,84,85,87,
　　　　　　　124,125,131,143,146,152

【こ】
広告 ……………………………………76,77
公序良俗 ……………………………90,143,149
合理的医師基準 ……………………………106
合理的患者基準 ……………………………106
個人識別 ………………………………64,163
コンセント ……………………………………147
コンプライアンス ……………………94,99,115

【さ】
災害 …………………………………………64,65
債務不履行 ………………………50,112,140,154
裁量権…………………………………………78
サルゴ事件 …………………………………107

【し】
歯科医業 ……26,38,56,58,68,70,72,108
歯科医師免許 …………………………26,70

235

歯科医籍 …………………………………70,71
歯科衛生士 ……50,52,53,54,58,108,132,
　　　　　　　　　　　　　　　　　　148
歯科技工士 …………………………………56,57
自己決定 ………86,90,91,92,104,105,116,
　　　　　　　　　　　　　126,146,152
自己決定権 ……20,24,25,32,34,78,82,84,
　　　87,90,92,93,102,104,106,116,123,
　　　　　126,132,139,152,155,166
自己決定能力 …………………………88,143
自己破壊的選択………………………………90
自発的同意 ………………………………18,19,92
自由 ………82,90,92,152,159,167
ジュネーブ宣言 ……………………14,16,25
守秘義務 …………………………24,48,49
シュレンドルフ事件…………………107,141
準委任契約…………32,112,140,144,156
情報提供義務 …………………………94,97
処方せん ………………………24,38,40,46,47
知らされない権利……………………124,125
自律 ……………………………………86,146
自律倫理 ………………………………14,16
知る権利 …………………………18,21,78,124
真実告知 ………………………………………118
真実の告知 …………………………………128
人体実験 …………………………………19,119
信用毀損 ………………………………60,61
診療ガイドライン ……………………………133
診療契約 ……32,35,87,112,140,144,159
診療放射線技師 ……………………………54
診療報酬支払義務 ……………………………94
診療報酬請求 …………………………29,36
診療報酬請求権 ……………………………68
診療報酬明細書 ………………………………37
診療録………………………24,36,40,41

【す】
推定同意…………………………………142,143

【せ】
正当業務行為 ……………112,122,140,144
成年後見制度 ………………………………134,139
誓約書 …………………………………149
責任能力 ………………………………88,134,138
説明義務 ……24,32,78,106,107,112,114,
　　　　　　　　　　　　116,117,121
説明原則 …………………………32,106,107
善意の欺瞞 …………………………………118
善管注意義務 …………………32,112,140

【た】
対診 ……………………………………26,27
タスキギー事件 ……………………………119
代理同意…………………………………142,143

【ち】
治験 ……………………………………161,166
痴呆症患者 …………………………………138
痴呆性老人 ……………………………134,138,143
注意義務 ……24,32,33,35,97,117,157
治療拒否権 ……………………………………84
治療選択権 ……………………………………84

【て】
転医の自由 …………………………………157

【と】
同意原則 ………………………………………141
同意書 …………………………………147,148
同意の合法性 …………………………………18
トリアージ ……………………………………65

【な】
ナタンソン事件 ……………………………155
ナチス・ドイツ ………………………………16,18

【に】
ニュールンベルグ綱領 ………………………18,19

【は】

パターナリズム ……………………14,123
判断能力……42,88,134,135,137,138,139,
　　　　　　142

【ひ】

ＰＬ法………………………………………56
ヒポクラテスの誓い ………………14,15,25
秘密漏示……………………………………48

【ふ】

不法行為……………50,140,154,155,162
プライバシー…21,42,48,49,124,139,160,
　　　　　　162,163,165

【へ】

ヘルシンキ宣言 …………………………18,160

【ほ】

報告義務 ………………………………32,33
包括的同意 ………………………………126
法定代理人 ……42,118,128,134,138,142
保存義務 ……………………………24,39,41

【み】

未成年者……42,88,134,136,143,146,147

【む】

無危害義務…………………………………14
無診察治療等の禁止 ……………………24,44

【め】

名称独占権…………………………………68
名誉毀損 …………………………60,61,62,162

【も】

黙示の同意 ……………………………………148
問診…………………………………44,58,59,97

【り】

理解能力 ………………………………88,136,137
リスボン宣言………………20,25,82,125,147
療養方法等の指導義務 ……………………24,34

【れ】

レセプト……………………………………37

【欧文】

advance directive ……………………………142
assent ……………………………………147
CIMOS ……………………………160,163,167
client ………………………………………83
Clinical Practice Guideline …………133
closed question ………………………130
compliance ………………………………94
consent……………………………………147
consumer …………………………………83
full disclosure …………………………123
GCP …………………………………………166
Get The Answers ………………………131
individualized disclosure………………123
information………………………………130
informed …………………………………130
Informed Choice …………………………92
Informed Consent ……………18,102,107
Informed Dissent ………………………153
Informed Refusal ………………………153
noncompliance ……………………………94
nondisclosure ……………………………123
open question……………………………130
patient ……………………………………83
patient resistance ………………………99
Patient Self-determination Act …………85
profession ……………14,35,69,126,156
proxy consent …………………………143
sensitive information …………………163
smart patient ……………………………83
triage ………………………………………65
truth telling ………………………………118

237

Uniform Informed Dissent Disclosure Act
··153
venevolent deception ························118

歯科医療倫理Q&A

2000年5月20日　　第1刷

［著者］
大井賢一＋木阪昌知

［発行者］
籠宮良治

［発行所］
太陽出版

東京都文京区本郷4-1-14 〒113-0033
TEL03(3814)0471　FAX03(3814)2366

装幀＝山城猛(スパイラル)
［印字］スパイラル　［印刷］壮光舎印刷　［製本］井上製本
ISBN4-88469-198-9 C3012

● 「医療倫理」――初めてのテキストブック

医療倫理Q&A

医療倫理Q&A刊行委員会=編
A5判320頁
定価二、〇〇〇円+税

医学・歯学・薬学・看護学・社会福祉学における講義用テキストとして、各種資格試験の受験参考書として、また医療の現場における手引書としても好適の一冊。

【充実した内容】
医療倫理とは／患者の権利／医師の義務／インフォームド・コンセント／苦痛告知／ターミナルケア／死の判定（脳死と臓器移植他）／医療倫理の諸問題（エイズ・遺伝子治療他）他、すべての分野を網羅

【付録】関連法規／医療倫理関連の宣言集／医師国家試験問題集